脚、手、耳、脊柱按摩(压)图解

编　者　朱翠莲　牛　飚
喻学言　朱红阳

东南大学出版社
·南京·

目　　录

前　言

——《脚、手、耳、脊柱按摩(压)图解》说明

崇尚自然疗法是热爱健康的现代人明智的选择。

为了推广反射部位按压保健康复法，促进人们健康长寿，我们编写了这部《手、脚、耳、脊柱按摩(压)图解》。本书的优点在于：一是把手、脚、耳、脊柱按压疗法浓缩在一起，一本书在手相当于几本书在手；二是把病症印在图上，读者可以看图对照病症直接操作，减少了查找的麻烦；三是把常见病症按摩(压)调治图示专门列出来，方便这些常见病患者操作；四是图谱印成大16开，视觉效果好，同时又便于展示和保存。

部位按压法的基本理论认为：人体所有组织之间都有内在的联系，人体手、脚、耳、脊柱等每一个独立的部分都包含了人体全部信息，人体每一个组织器官的信息都投射于每一个独立部分的一定区域或点、穴上，刺激相应的部位就会影响对应的组织器官。因此，按压反射区、点、穴可以健身、辅助诊病和帮助疾病康复。

1. 操作方法：部位区域较大的反射区可以用手指、按摩棒(牛角、木质、塑料制品)、笔杆等按压，部位较小的点、穴可以用牙签、火柴棒、菜籽、滴丸等按压。手指、按摩棒、笔杆等按压分为点压、上推(↑)、下推(↓)、平推(→←)、顺旋和逆旋。按压强度有轻、重之分，轻为舒适性刺激，重为疼痛性刺激。轻为补法，重为泻法。实证、体强者可用重刺激，虚证、体弱者可用轻刺激。按压时，也可用先重后轻、先轻后重再轻等方法刺激。按压时间因人因病而异，一般保健和体弱者15～30分钟，每个部位刺激次数以9～36次为宜。按压时找准反射部位很重要。按摩方法是按图找到反射部位，同时还要以按压时感觉敏感部位(点)为准。

2. 部位感应辅助诊断：用手指、按摩棒、笔杆、牙签、火柴棒、菜籽、滴丸等按压，或用艾条灸等方法刺激某反射区、点、穴时，如果特别敏感、疼痛，观察见局部变色，手按时感觉比周边组织紧张，甚至有硬结，仪器检测时有温度和电位变化，提示对应系统或脏器功能失调或有疾病，需去医院做进一步检查确诊。如果医院确诊没有疾病，说明失调还不严重，但不能认为部位按压感应诊断没有意义，需要加强相应的保健调理。如果医院诊断有某种疾病，而部位反射感应不明显，也不能否定医院的诊断，因为有人本身不敏感，或反射通路被阻断。

3. 部位按压保健：感觉身体什么部位酸疼、不适，就经常按压刺激其部位，是一种保健方法。经常全面按压或有针对性地按压，辅助感应诊断身体状况，找出敏感部位，在此基础上，按压刺激敏感部位，可以防病和保健调理。对体弱者和老年人，可经常用弱手法刺激肾、脾、淋

巴、脑垂体、内分泌等反射部位，帮助增强体质。

4. 部位按压辅助疾病康复：确诊的疾病，或自我感觉不适的病症，都可以用部位按压刺激法辅助调治。头部的病症选择脚和手部反射区按压效果较好，内脏的病症选择脊柱反射区和耳穴按摩（压）效果较好，如果同时选择手、脚、耳、脊柱反射部位综合按摩（压）刺激效果则更好。肢体的病症按压同侧反射部位，或头部的病症按压对侧的反射部位。按压以轻刺激以揉为主；按压相反侧反射部位时，如果体质较好，则可以强刺激为主。在按摩之后一小时内必须饮温开水 300～800 毫升，促进气血运行和排泄毒素。

5. 特别提示：饭前、饭后一小时内和妇女月经期、妊娠期，不宜强按压刺激。各种急性传染病、急性中毒、急性发热以及出血性疾病不宜采用部位按压刺激方法。

牛　飚

2008 年 4 月

一、脚、手、耳、脊柱反射区(穴)按摩(压)图解

右　脚

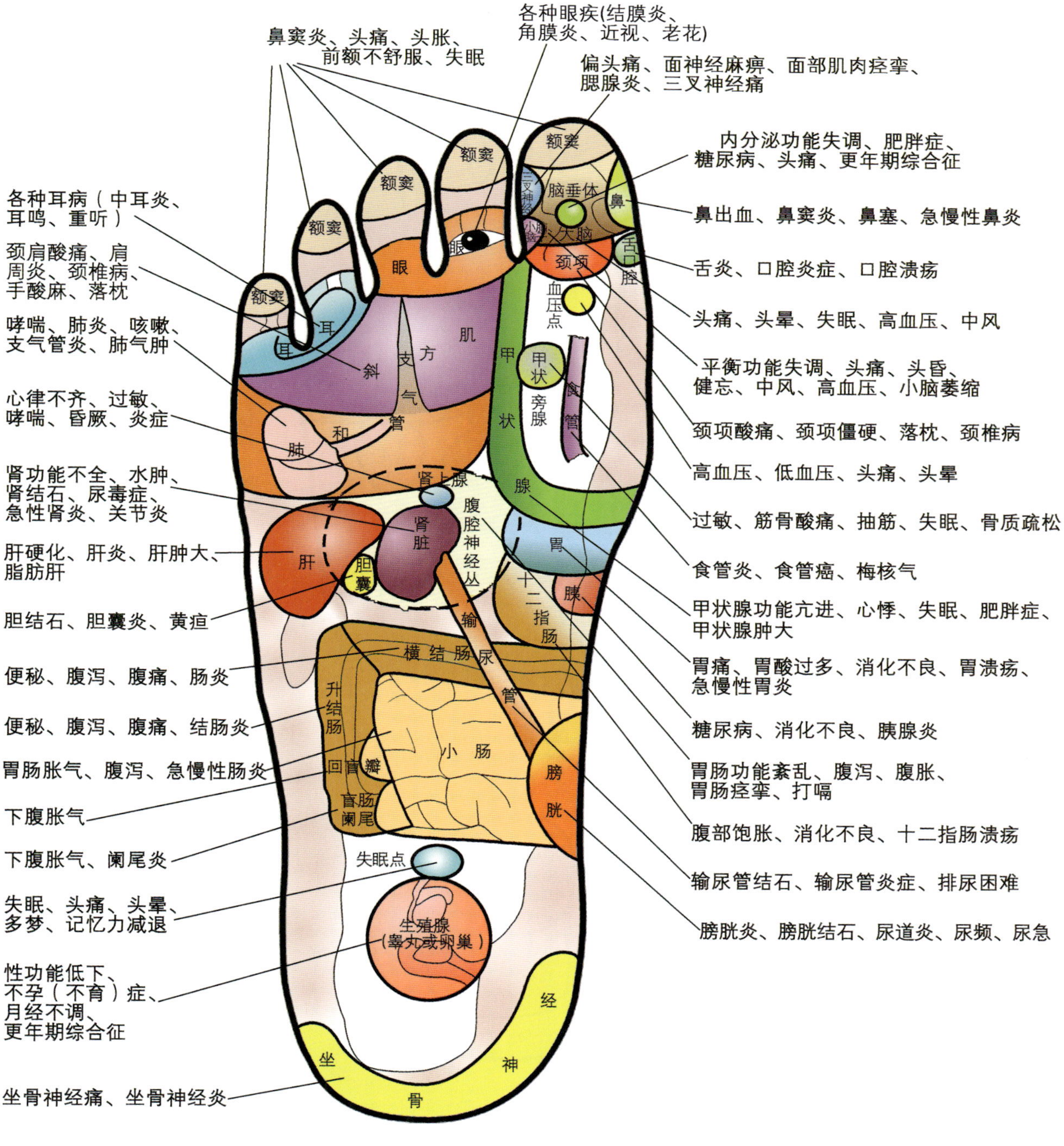

注：按摩额窦、头部、小脑及脑干、眼、三叉神经、耳、颈项、鼻时，交叉按摩，即左侧病按右侧，右侧病按左侧。

左　脚

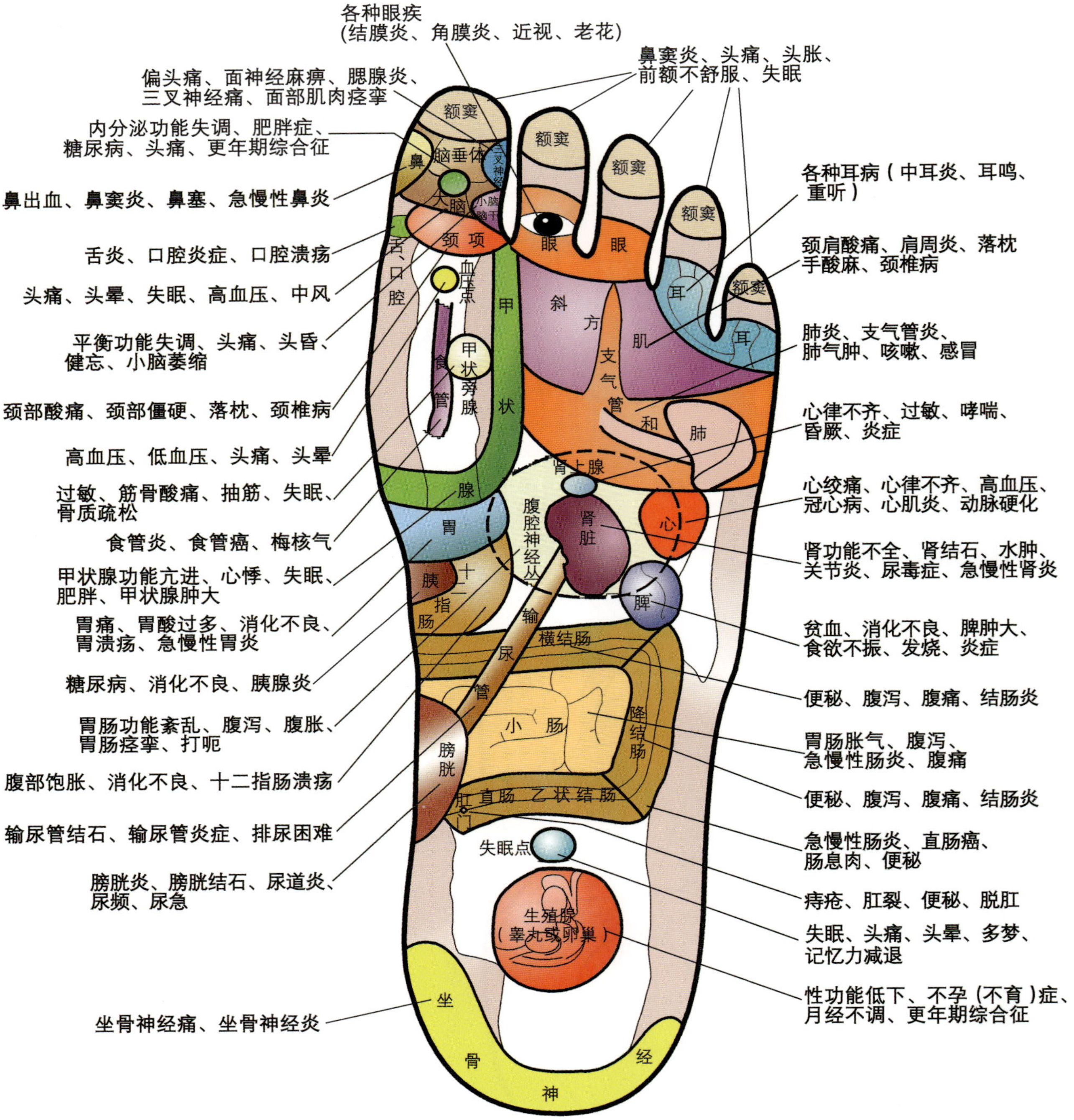

注：按摩额窦、头部、小脑及脑干、眼、三叉神经、耳、颈项、鼻时，交叉按摩，即左侧病按右侧，右侧病按左侧。

脚内侧

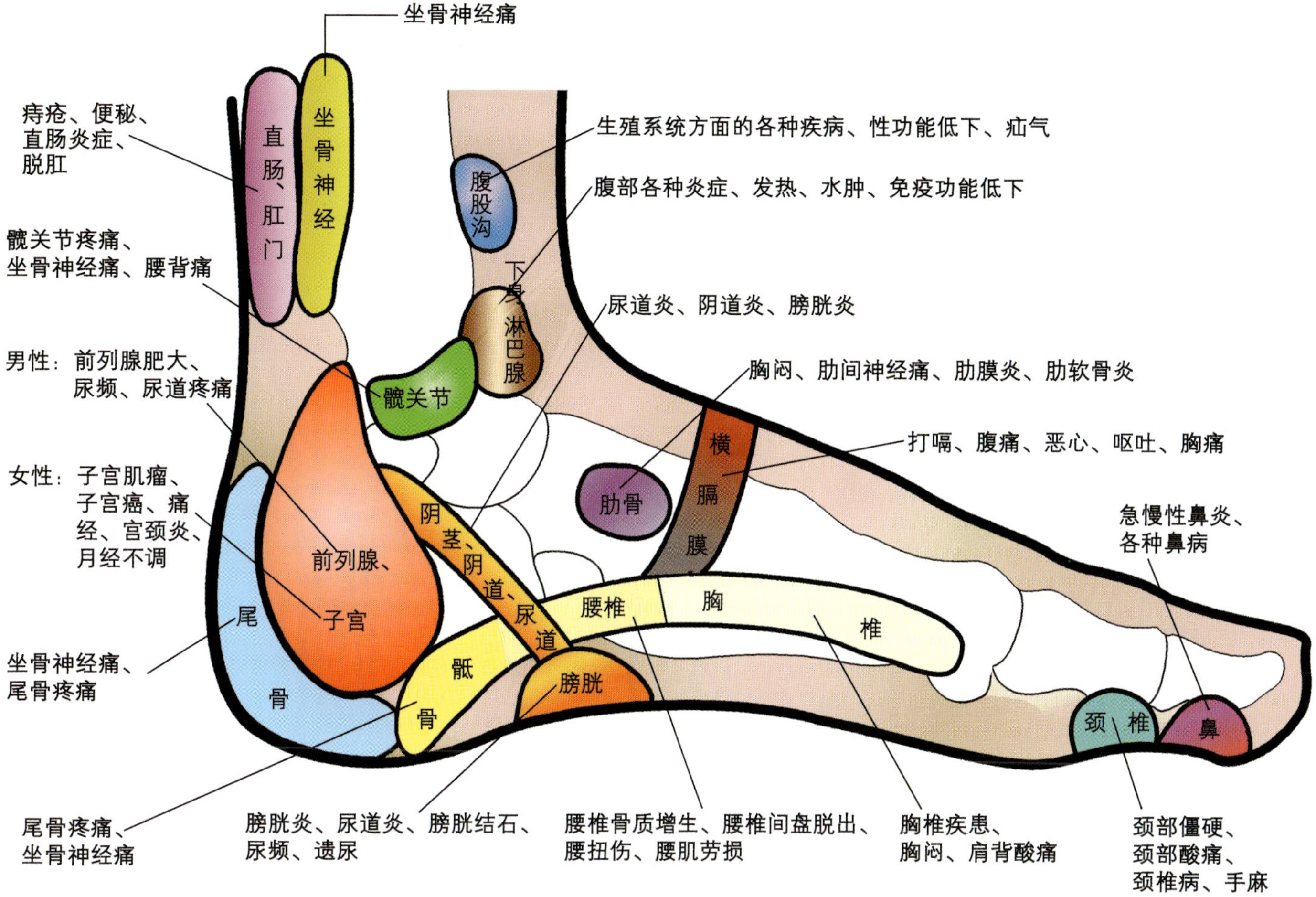

坐骨神经痛
痔疮、便秘、
直肠炎症、
脱肛
直肠、肛门
坐骨神经
腹股沟
生殖系统方面的各种疾病、性功能低下、疝气
腹部各种炎症、发热、水肿、免疫功能低下
下身淋巴腺
髋关节疼痛、
坐骨神经痛、腰背痛
尿道炎、阴道炎、膀胱炎
男性：前列腺肥大、
尿频、尿道疼痛
髋关节
胸闷、肋间神经痛、肋膜炎、肋软骨炎
打嗝、腹痛、恶心、呕吐、胸痛
横膈膜
肋骨
女性：子宫肌瘤、
子宫癌、痛
经、宫颈炎、
月经不调
前列腺、
子宫
阴茎、阴道、尿道
急慢性鼻炎、
各种鼻病
腰椎
胸椎
坐骨神经痛、
尾骨疼痛
尾骨
骶骨
膀胱
颈椎
鼻
尾骨疼痛、
坐骨神经痛
膀胱炎、尿道炎、膀胱结石、
尿频、遗尿
腰椎骨质增生、腰椎间盘脱出、
腰扭伤、腰肌劳损
胸椎疾患、
胸闷、肩背酸痛
颈部僵硬、
颈部酸痛、
颈椎病、手麻

脚外侧

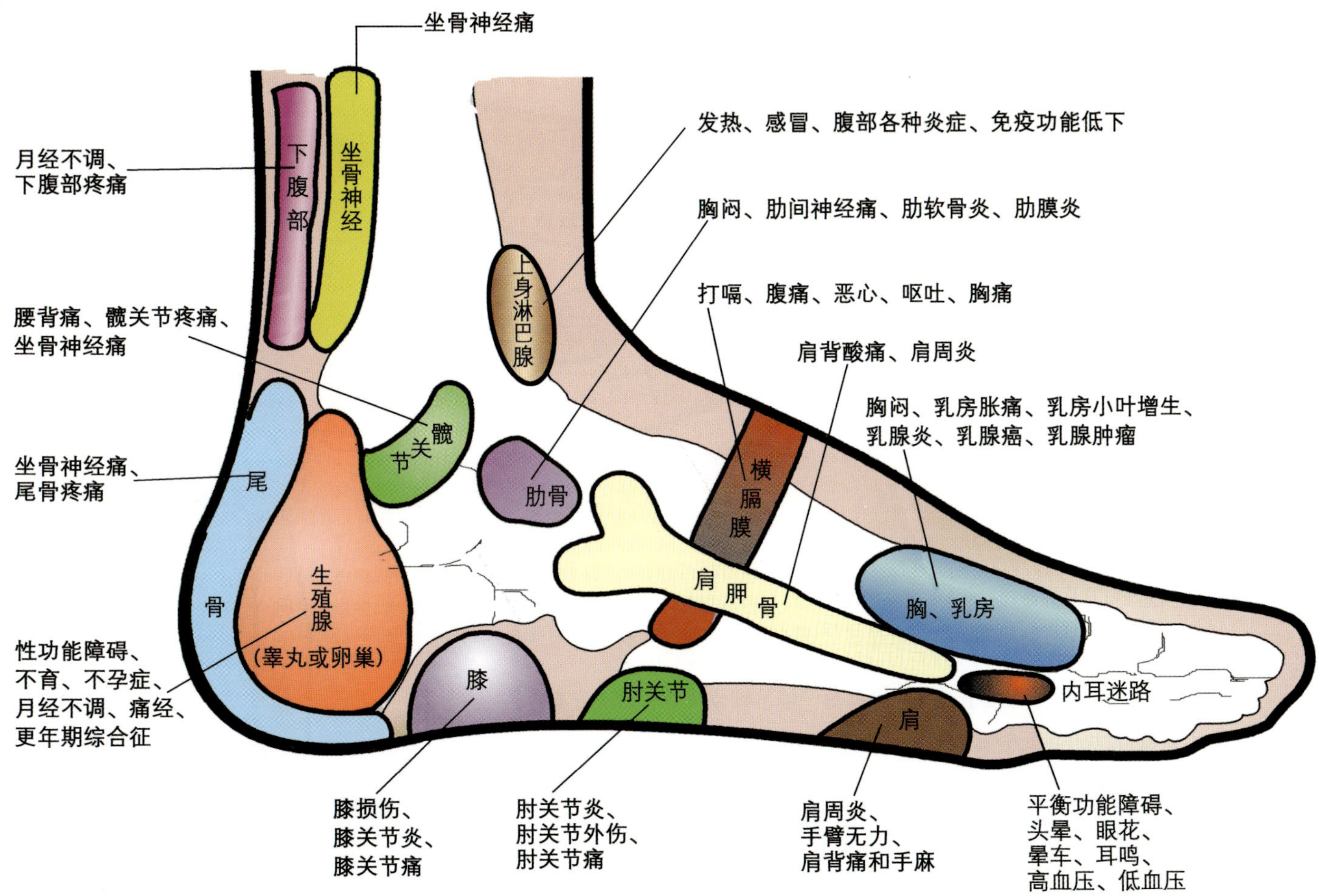
坐骨神经痛
下腹部
坐骨神经
月经不调、下腹部疼痛
上身淋巴腺
发热、感冒、腹部各种炎症、免疫功能低下
胸闷、肋间神经痛、肋软骨炎、肋膜炎
打嗝、腹痛、恶心、呕吐、胸痛
肩背酸痛、肩周炎
腰背痛、髋关节疼痛、坐骨神经痛
髋关节
肋骨
横膈膜
胸闷、乳房胀痛、乳房小叶增生、乳腺炎、乳腺癌、乳腺肿瘤
坐骨神经痛、尾骨疼痛
尾骨
生殖腺（睾丸或卵巢）
肩胛骨
胸、乳房
性功能障碍、不育、不孕症、月经不调、痛经、更年期综合征
膝
肘关节
内耳迷路
肩
膝损伤、膝关节炎、膝关节痛
肘关节炎、肘关节外伤、肘关节痛
肩周炎、手臂无力、肩背痛和手麻
平衡功能障碍、头晕、眼花、晕车、耳鸣、高血压、低血压

足　背

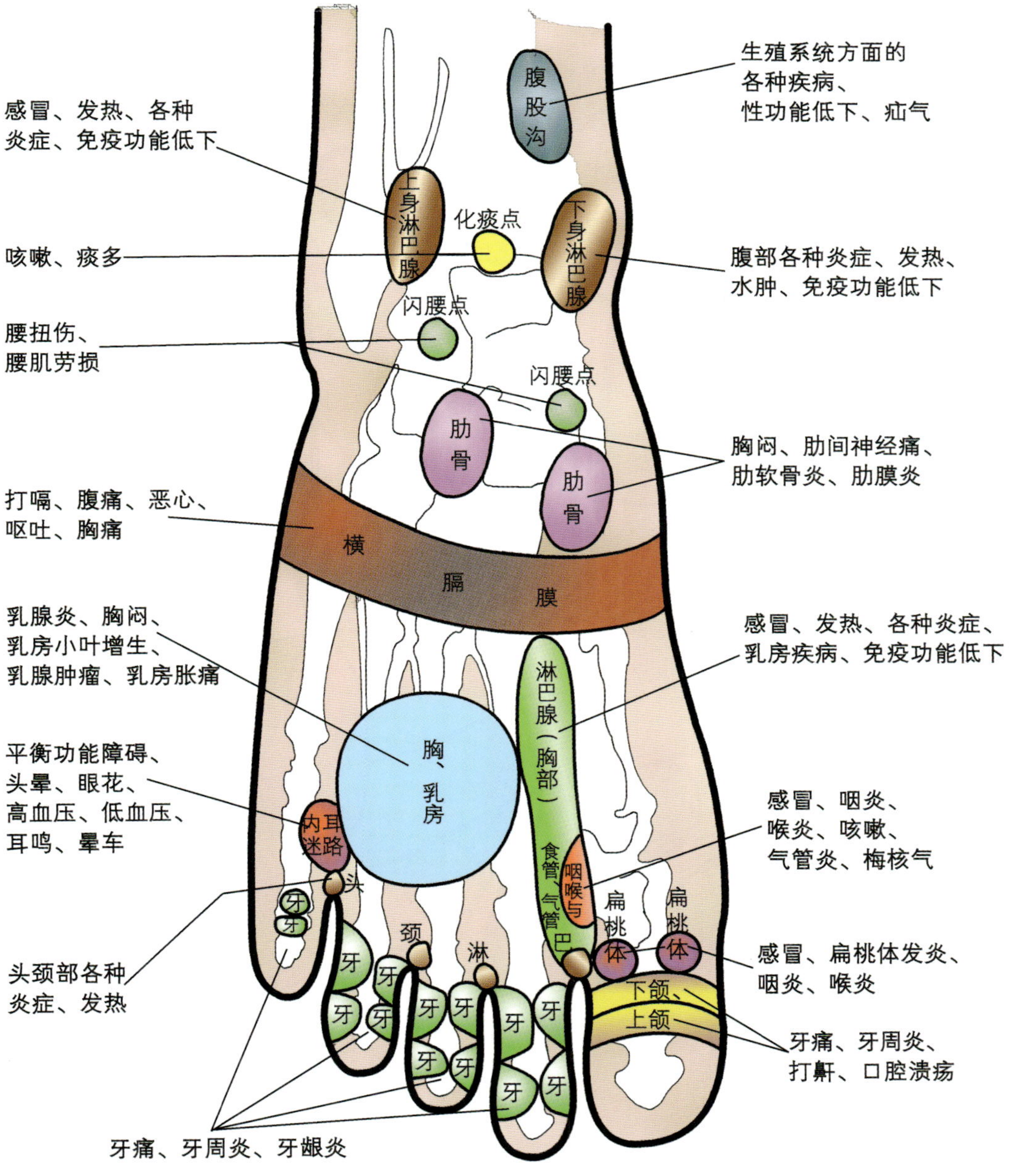

生殖系统方面的
各种疾病、
性功能低下、疝气
腹股沟
感冒、发热、各种
炎症、免疫功能低下
上身淋巴腺
化痰点
下身淋巴腺
咳嗽、痰多
腹部各种炎症、发热、
水肿、免疫功能低下
闪腰点
腰扭伤、
腰肌劳损
闪腰点
肋骨
胸闷、肋间神经痛、
肋软骨炎、肋膜炎
肋骨
打嗝、腹痛、恶心、
呕吐、胸痛
横膈膜
乳腺炎、胸闷、
乳房小叶增生、
乳腺肿瘤、乳房胀痛
感冒、发热、各种炎症、
乳房疾病、免疫功能低下
淋巴腺（胸部）
胸、乳房
平衡功能障碍、
头晕、眼花、
高血压、低血压、
耳鸣、晕车
内耳迷路
感冒、咽炎、
喉炎、咳嗽、
气管炎、梅核气
食管、气管
咽喉与
扁桃体
扁桃体
头
颈
淋
巴
感冒、扁桃体发炎、
咽炎、喉炎
头颈部各种
炎症、发热
牙
下颌
上颌
牙痛、牙周炎、
打鼾、口腔溃疡
牙痛、牙周炎、牙龈炎

手　　掌

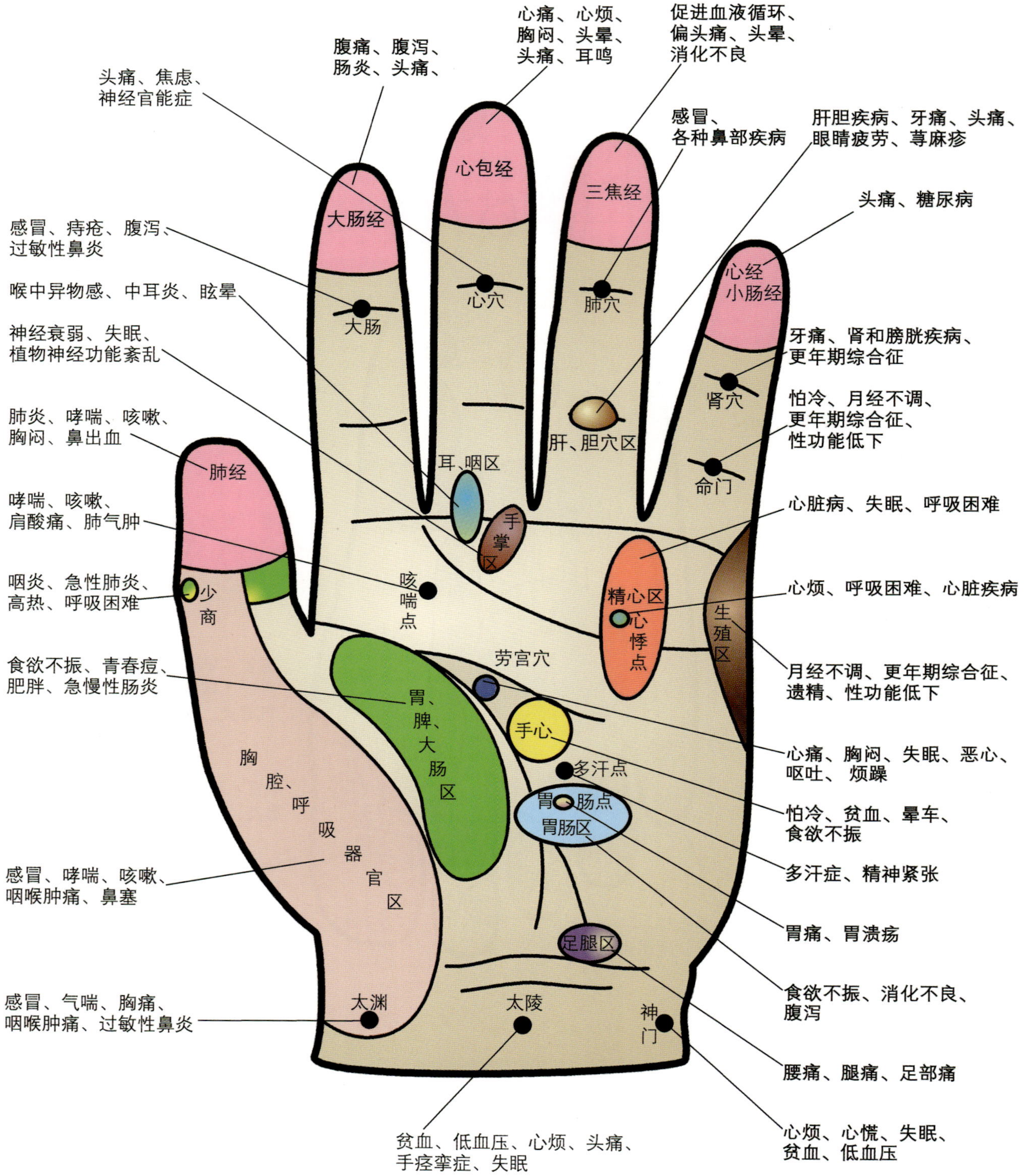

心痛、心烦、
胸闷、头晕、
头痛、耳鸣
促进血液循环、
偏头痛、头晕、
消化不良
腹痛、腹泻、
肠炎、头痛、
头痛、焦虑、
神经官能症
感冒、
各种鼻部疾病
肝胆疾病、牙痛、头痛、
眼睛疲劳、荨麻疹
头痛、糖尿病
心包经
三焦经
大肠经
心经
小肠经
感冒、痔疮、腹泻、
过敏性鼻炎
心穴
肺穴
喉中异物感、中耳炎、眩晕
大肠
神经衰弱、失眠、
植物神经功能紊乱
牙痛、肾和膀胱疾病、
更年期综合征
肾穴
肝、胆穴区
怕冷、月经不调、
更年期综合征、
性功能低下
肺炎、哮喘、咳嗽、
胸闷、鼻出血
肺经
耳、咽区
命门
哮喘、咳嗽、
肩酸痛、肺气肿
手掌区
心脏病、失眠、呼吸困难
咽炎、急性肺炎、
高热、呼吸困难
少商
咳喘点
精心区
心悸点
心烦、呼吸困难、心脏疾病
生殖区
月经不调、更年期综合征、
遗精、性功能低下
劳宫穴
食欲不振、青春痘、
肥胖、急慢性肠炎
胃、脾、大肠区
手心
心痛、胸闷、失眠、恶心、
呕吐、烦躁
胸腔、呼吸器官区
多汗点
怕冷、贫血、晕车、
食欲不振
胃肠点
胃肠区
多汗症、精神紧张
感冒、哮喘、咳嗽、
咽喉肿痛、鼻塞
胃痛、胃溃疡
足腿区
食欲不振、消化不良、
腹泻
感冒、气喘、胸痛、
咽喉肿痛、过敏性鼻炎
太渊
太陵
神门
腰痛、腿痛、足部痛
心烦、心慌、失眠、
贫血、低血压
贫血、低血压、心烦、头痛、
手痉挛症、失眠

手　背

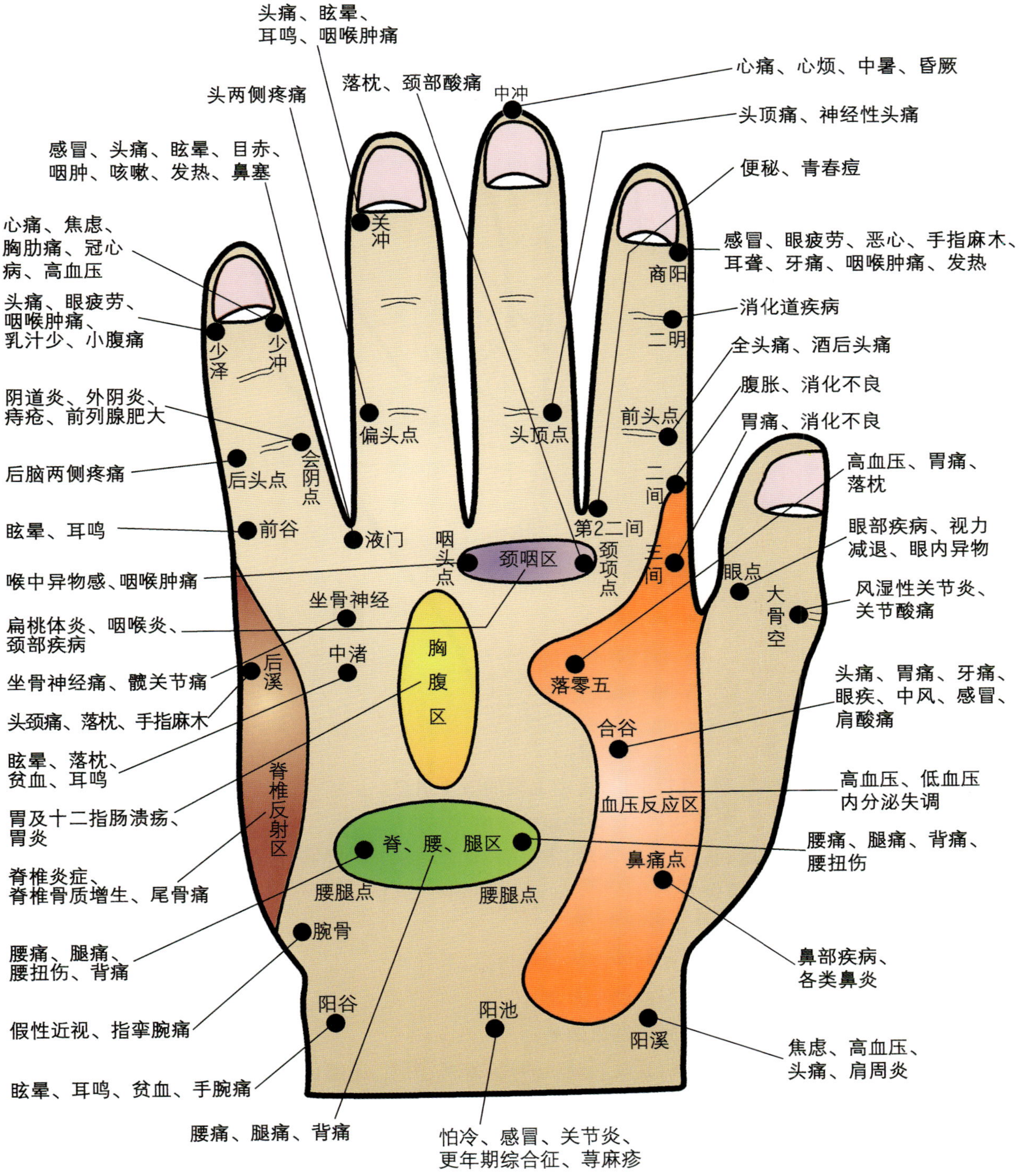

头痛、眩晕、
耳鸣、咽喉肿痛
落枕、颈部酸痛
头两侧疼痛
中冲
心痛、心烦、中暑、昏厥
头顶痛、神经性头痛
感冒、头痛、眩晕、目赤、
咽肿、咳嗽、发热、鼻塞
便秘、青春痘
心痛、焦虑、
胸肋痛、冠心
病、高血压
关冲
感冒、眼疲劳、恶心、手指麻木、
耳聋、牙痛、咽喉肿痛、发热
商阳
头痛、眼疲劳、
咽喉肿痛、
乳汁少、小腹痛
消化道疾病
二明
少泽
少冲
全头痛、酒后头痛
腹胀、消化不良
阴道炎、外阴炎、
痔疮、前列腺肥大
偏头点
头顶点
前头点
胃痛、消化不良
后脑两侧疼痛
后头点
会阴点
二间
高血压、胃痛、
落枕
眩晕、耳鸣
前谷
液门
咽头点
第2二间
颈咽区
颈项点
三间
眼部疾病、视力
减退、眼内异物
喉中异物感、咽喉肿痛
眼点
大骨空
风湿性关节炎、
关节酸痛
坐骨神经
扁桃体炎、咽喉炎、
颈部疾病
胸腹区
后溪
中渚
落零五
坐骨神经痛、髋关节痛
头痛、胃痛、牙痛、
眼疾、中风、感冒、
肩酸痛
头颈痛、落枕、手指麻木
合谷
眩晕、落枕、
贫血、耳鸣
脊椎反射区
高血压、低血压
内分泌失调
血压反应区
胃及十二指肠溃疡、
胃炎
脊、腰、腿区
腰痛、腿痛、背痛、
腰扭伤
脊椎炎症、
脊椎骨质增生、尾骨痛
鼻痛点
腰腿点
腰腿点
腕骨
腰痛、腿痛、
腰扭伤、背痛
鼻部疾病、
各类鼻炎
阳谷
阳池
假性近视、指挛腕痛
阳溪
焦虑、高血压、
头痛、肩周炎
眩晕、耳鸣、贫血、手腕痛
腰痛、腿痛、背痛
怕冷、感冒、关节炎、
更年期综合征、荨麻疹

全息经络手诊法

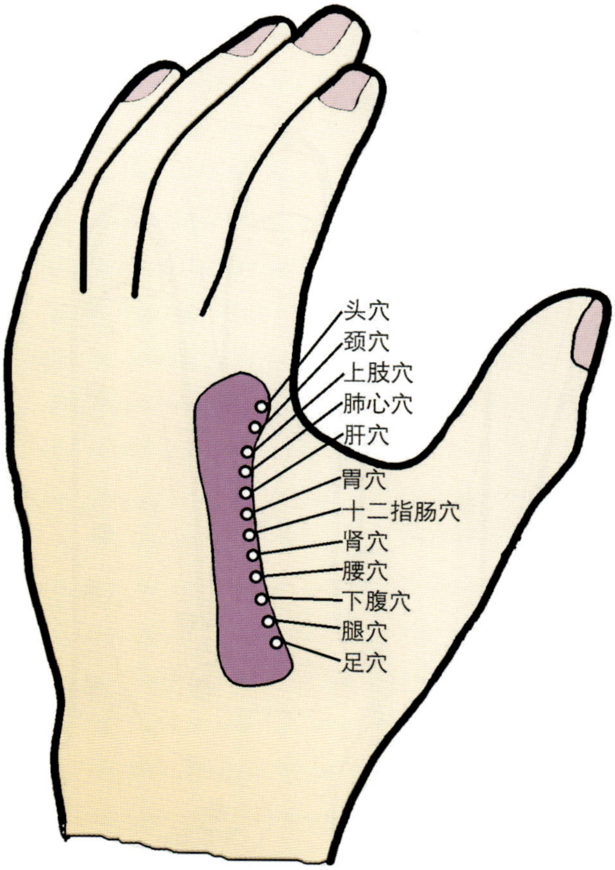

头穴——反映眼、耳、鼻、口、牙的健康信息。

颈穴——反映颈、甲状腺、咽、气管上段、食道上段的健康信息。

上肢穴——反映肩、上肢、气管中段、食管中段的健康信息。

肺心穴——反映肺、心、胸、乳腺、气管下段、支气管、食管下段、背部的健康信息。

肝穴——反映肝、胆的健康信息。

胃穴——反映胃、脾、胰腺的健康信息。

十二指肠穴——反映十二指肠、结肠右曲的健康信息。

肾穴——反映肾、脐周、大肠、小肠的健康信息。

腰穴——反映腰、脐周、大肠、小肠的健康信息。

下腹穴——反映下腹、子宫、膀胱、直肠、阑尾、卵巢、睾丸、阴道、尿道、肛门、腰骶部的健康信息。

腿穴——反映腿、膝部的健康信息。

足穴——反映足、腰骶部的健康信息。

第二掌骨桡侧同一位点，靠近手背一侧反映腰背部及四肢的信息，靠近手掌心一侧反映胸腹部及脏腑的信息。

右　　耳

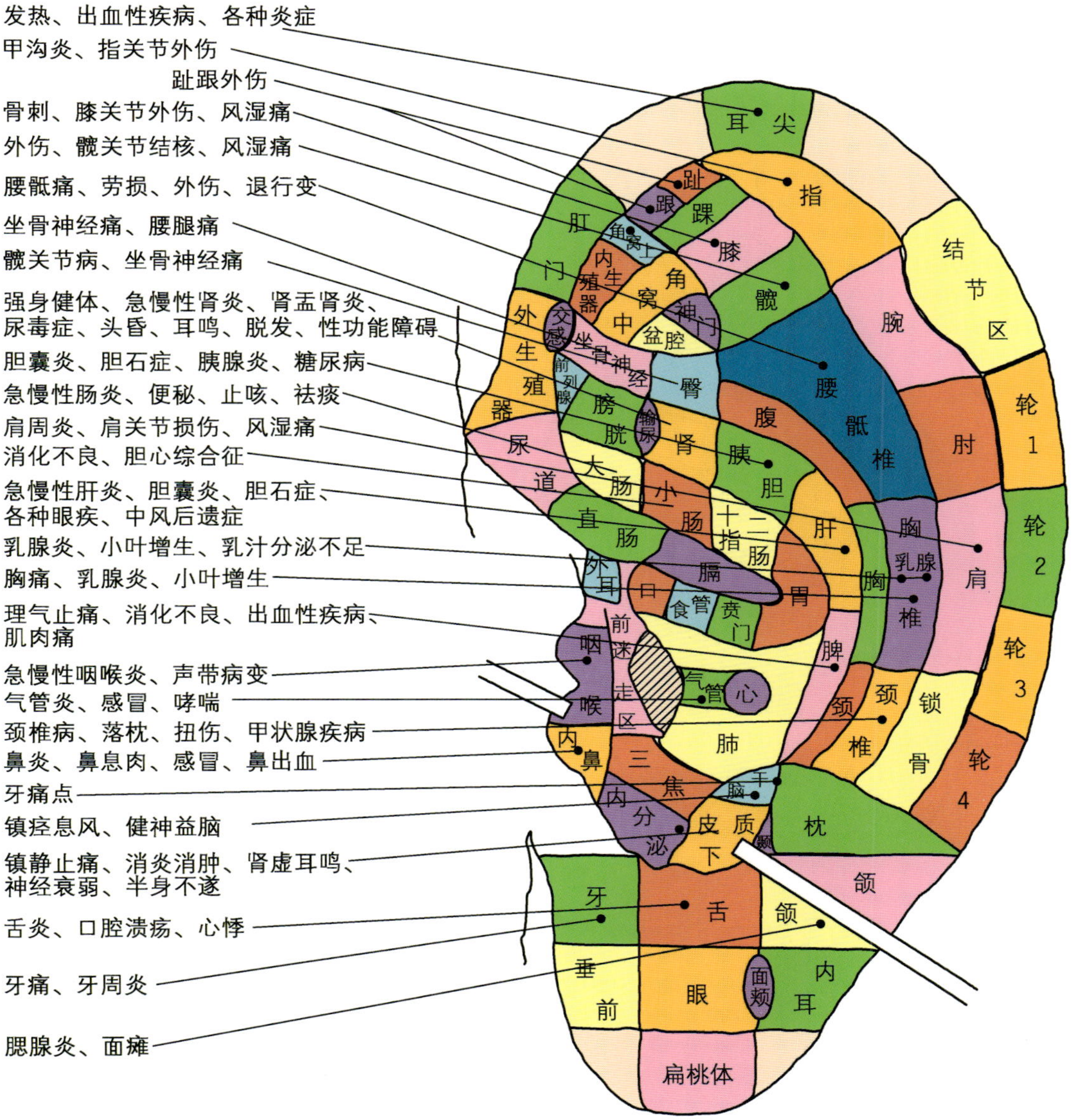

发热、出血性疾病、各种炎症
甲沟炎、指关节外伤
趾跟外伤
骨刺、膝关节外伤、风湿痛
外伤、髋关节结核、风湿痛
腰骶痛、劳损、外伤、退行变
坐骨神经痛、腰腿痛
髋关节病、坐骨神经痛
强身健体、急慢性肾炎、肾盂肾炎、尿毒症、头昏、耳鸣、脱发、性功能障碍
胆囊炎、胆石症、胰腺炎、糖尿病
急慢性肠炎、便秘、止咳、祛痰
肩周炎、肩关节损伤、风湿痛
消化不良、胆心综合征
急慢性肝炎、胆囊炎、胆石症、各种眼疾、中风后遗症
乳腺炎、小叶增生、乳汁分泌不足
胸痛、乳腺炎、小叶增生
理气止痛、消化不良、出血性疾病、肌肉痛
急慢性咽喉炎、声带病变
气管炎、感冒、哮喘
颈椎病、落枕、扭伤、甲状腺疾病
鼻炎、鼻息肉、感冒、鼻出血
牙痛点
镇痉息风、健神益脑
镇静止痛、消炎消肿、肾虚耳鸣、神经衰弱、半身不遂
舌炎、口腔溃疡、心悸
牙痛、牙周炎
腮腺炎、面瘫
耳尖
指
趾
跟
踝
膝
肛门
角窝上
内生殖器
角窝中
神门
盆腔
髋
外生殖器
交感
坐骨神经
前列腺
臀
腰骶椎
腕
结节区
轮1
轮2
轮3
轮4
肘
膀胱
输尿
肾
腹
胰胆
尿道
大肠
小肠
十二指肠
肝
胸
乳腺
胸椎
肩
直肠
外耳
口
膈
食管
贲门
胃
前迷走区
咽喉
气管
心
脾
颈
颈椎
锁骨
肺
内鼻
三焦
脑干
内分泌
皮质下
枕
颌
牙
舌
颌
垂前
眼
面颊
内耳
扁桃体

左　耳

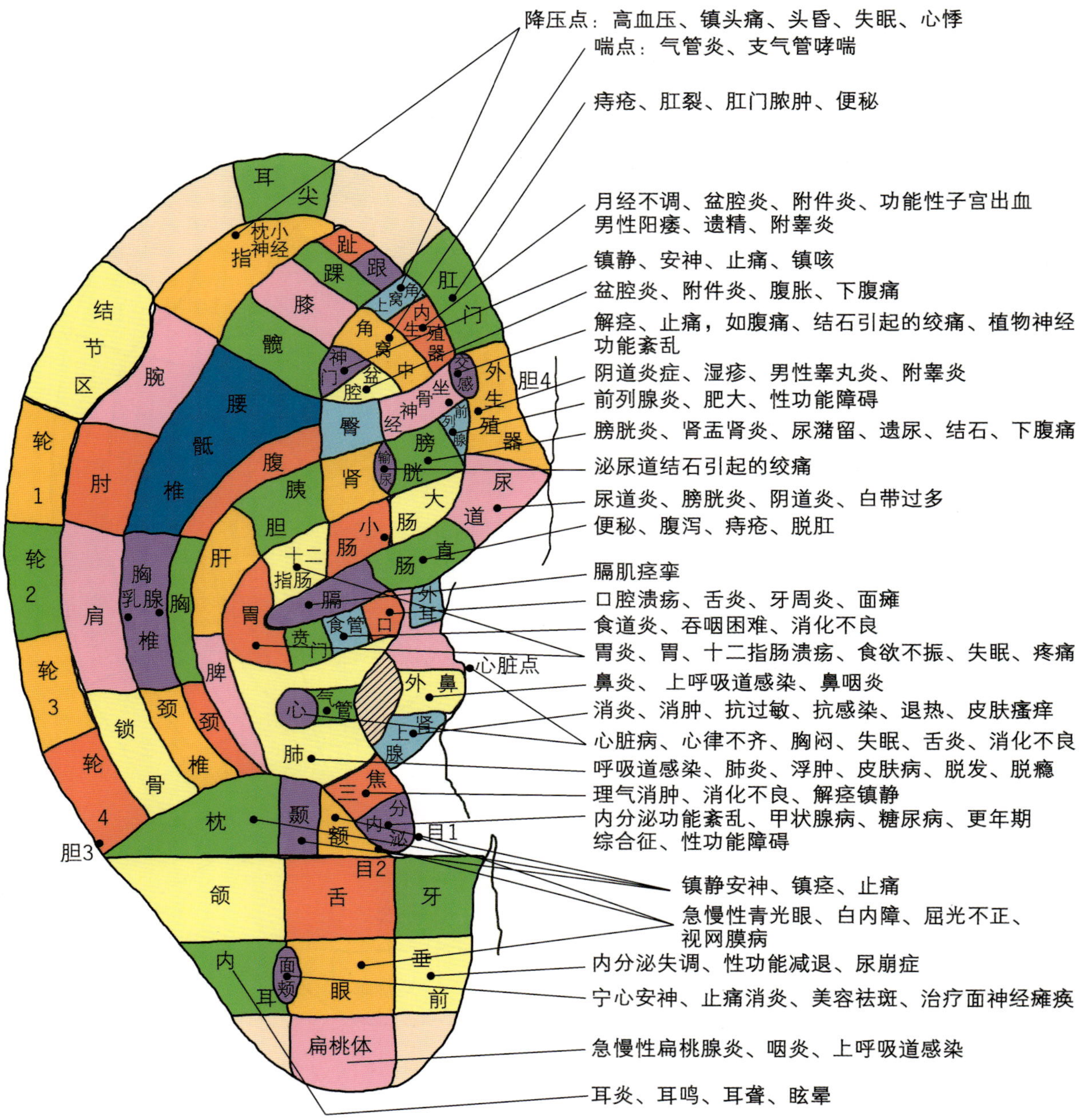

降压点：高血压、镇头痛、头昏、失眠、心悸
喘点：气管炎、支气管哮喘
痔疮、肛裂、肛门脓肿、便秘
月经不调、盆腔炎、附件炎、功能性子宫出血
男性阳痿、遗精、附睾炎
镇静、安神、止痛、镇咳
盆腔炎、附件炎、腹胀、下腹痛
解痉、止痛，如腹痛、结石引起的绞痛、植物神经
功能紊乱
阴道炎症、湿疹、男性睾丸炎、附睾炎
前列腺炎、肥大、性功能障碍
膀胱炎、肾盂肾炎、尿潴留、遗尿、结石、下腹痛
泌尿道结石引起的绞痛
尿道炎、膀胱炎、阴道炎、白带过多
便秘、腹泻、痔疮、脱肛
膈肌痉挛
口腔溃疡、舌炎、牙周炎、面瘫
食道炎、吞咽困难、消化不良
胃炎、胃、十二指肠溃疡、食欲不振、失眠、疼痛
鼻炎、上呼吸道感染、鼻咽炎
消炎、消肿、抗过敏、抗感染、退热、皮肤瘙痒
心脏病、心律不齐、胸闷、失眠、舌炎、消化不良
呼吸道感染、肺炎、浮肿、皮肤病、脱发、脱瘾
理气消肿、消化不良、解痉镇静
内分泌功能紊乱、甲状腺病、糖尿病、更年期
综合征、性功能障碍
镇静安神、镇痉、止痛
急慢性青光眼、白内障、屈光不正、
视网膜病
内分泌失调、性功能减退、尿崩症
宁心安神、止痛消炎、美容祛斑、治疗面神经瘫痪
急慢性扁桃腺炎、咽炎、上呼吸道感染
耳炎、耳鸣、耳聋、眩晕
心脏点
胆4
胆3
目1
目2

耳　背

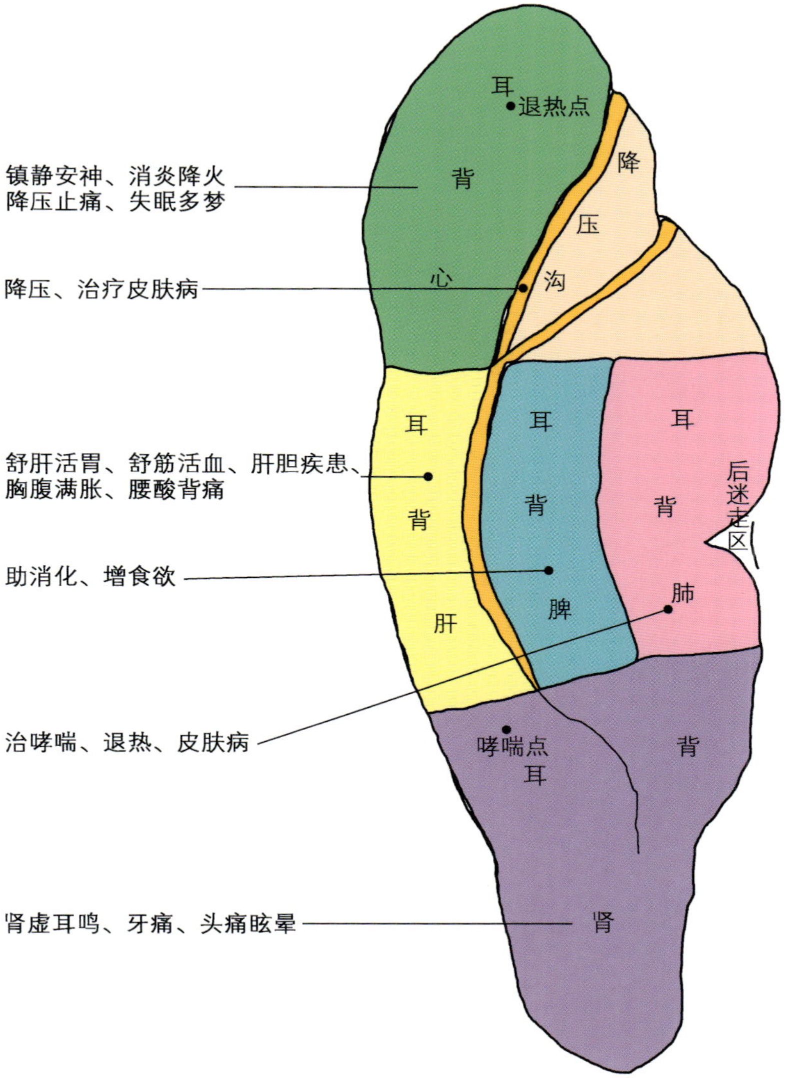

镇静安神、消炎降火
降压止痛、失眠多梦
降压、治疗皮肤病
舒肝活胃、舒筋活血、肝胆疾患、
胸腹满胀、腰酸背痛
助消化、增食欲
治哮喘、退热、皮肤病
肾虚耳鸣、牙痛、头痛眩晕
耳
退热点
背
心
降
压
沟
耳
背
肝
耳
背
脾
耳
背
肺
后
迷
走
区
哮喘点
耳
背
肾

脊　椎

颈椎4： 头昏、过敏性鼻炎、恶心、呃逆、落枕、肩周炎、双手麻木

颈椎5： 咽炎、喉炎、胸痛、心跳过缓、恶心、呃逆、颈肩手胀痛

颈椎6： 血压波动、肩部疼痛、拇食指麻木

颈椎7： 感冒、气短胸闷、第四五指麻痛、颈根肩胛痛、甲状腺肿大

胸椎1： 气喘，咳嗽，肘手痛、凉，早搏

胸椎2： 气短胸痛、心绞痛、心律失常

胸椎3： 肺炎、支气管炎症、胸膜炎、哮喘、感冒

胸椎7： 胃溃疡、消化不良

胸椎8： 免疫功能低下

胸椎9： 肾功能障碍、小便异常、尿不畅

腰椎1： 结肠功能失常、腰痛、下腹痛、便秘

腰椎2： 下腹痛、腰酸痛、性功能减退

腰椎3： 膀胱炎、月经不调、腰、膝内侧痛无力

腰椎4： 腰痛、坐骨神经痛、尿频尿少、月经不调

腰椎5： 腿血液循环不良、下肢无力怕冷、腰腿痛麻至腿肚后外侧

尾椎： 尾骨痛

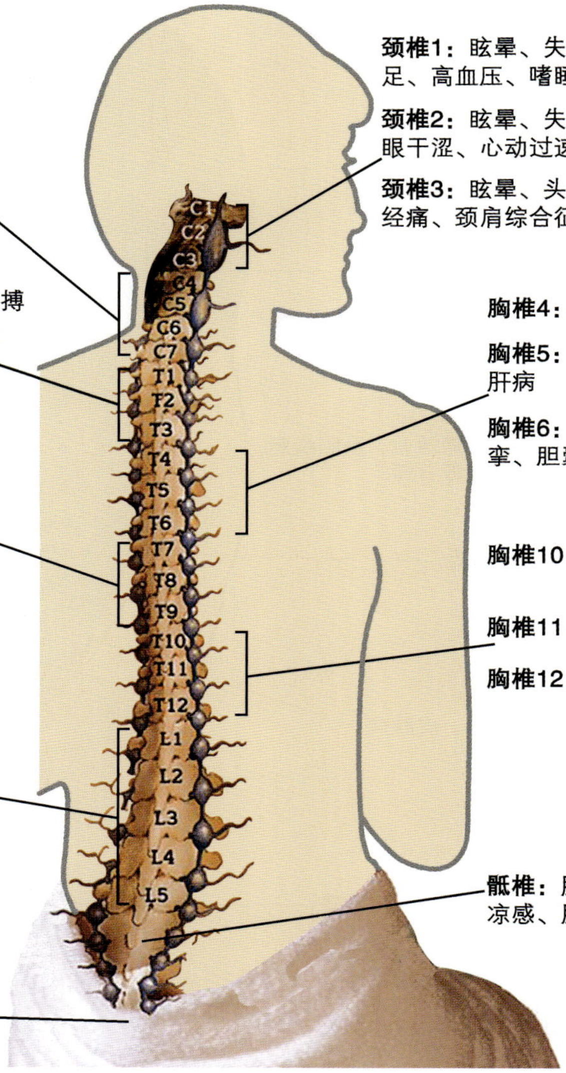

颈椎1： 眩晕、失眠、偏头痛、脑供血不足、高血压、嗜睡、头昏

颈椎2： 眩晕、失眠、头痛、嗜睡、耳鸣、眼干涩、心动过速

颈椎3： 眩晕、头昏沉、偏头痛、三叉神经痛、颈肩综合征

胸椎4： 胸背痛、胸闷、常叹气

胸椎5： 口苦、低血压、胃痉挛、肝病

胸椎6： 胃痛、消化不良、胃痉挛、胆囊炎

胸椎10： 肾功能障碍、性功能障碍

胸椎11： 肾功能障碍、尿道痛

胸椎12： 下腰痛、凉，疲劳综合征

骶椎： 腰骶关节病变、足根痛有麻凉感、膀胱炎

二、常见病脚、手、耳、脊柱按摩(压)图解

1. 心脏病（包括冠心病、风心病）

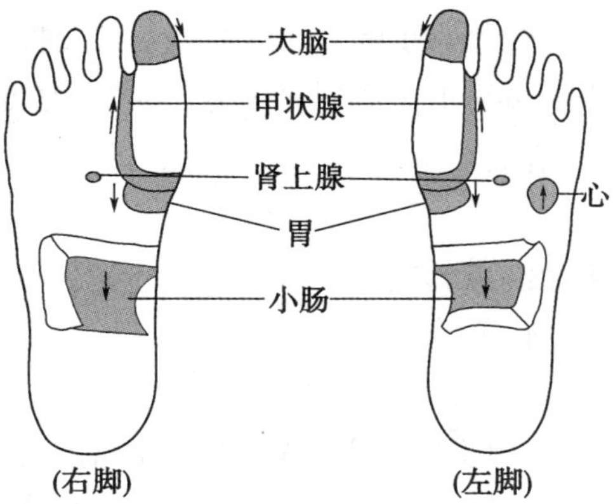

【脚反射区(点)】

主区(点)：心、大脑(头部)。

辅助区(点)：肾上腺、甲状腺、胃、小肠。

【脚按摩方法】

心：向脚趾端方向推按 36 次(在心脏病发作期间不宜推按)。

大脑：由踇趾端向趾根压刮 36 次。

肾上腺：定点按揉 27 次。

甲状腺：向趾端方向压推 18 次。

胃：向脚跟方向深按 27 次。

小肠：向脚跟压推 27 次(施力稍重)。

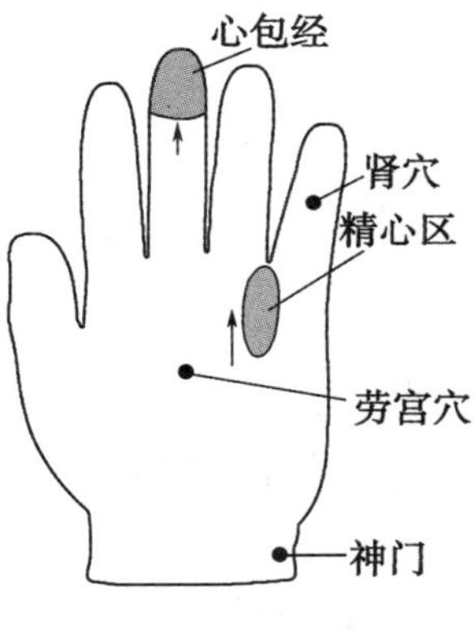

【手反射区(点)】

主区(点)：心包经、劳宫穴。

辅助区(点)：精心区、神门、肾穴。

【手按摩方法】

心包经：向指尖方向压推 36 次。

劳宫穴：定点按揉 36 次。

精心区：向指端方向压推 27 次。

神门：定点按揉 18 次。

肾穴：定点按压 27 次。

请先看前言说明，后按摩效果好，每天按摩心、脑、劳宫穴有益康复和心脏保健。

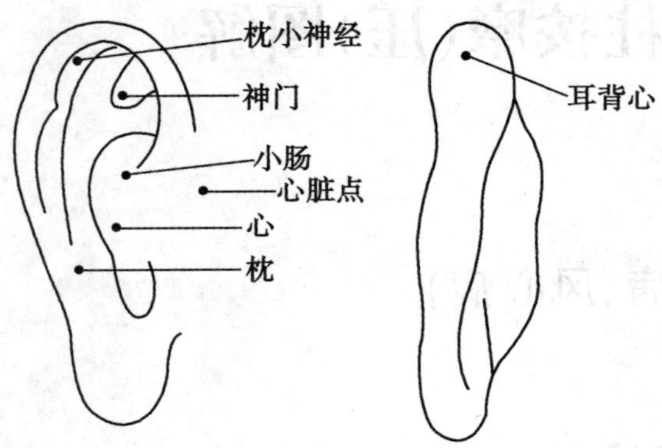

【耳主要反射区(点)穴】

主穴：心、心脏点(力度不要太大)。

辅穴：神门、枕、枕小神经(有安定作用)、小肠(与心相表里)、耳背心。

【耳按摩方法】

将菜籽、王不留行籽(一种中药)或菜籽、滴丸等小颗粒来按压穴位，用胶布固定。左右耳交替，每 2～3 天交换一次。主穴可用大一点的颗粒，必要时可捻压颗粒以加强刺激。

自我按摩时，用大拇指和食指对压穴位，每穴约 30 秒钟，各穴轮换，可重复 2～3 遍，每天按压、捻动 2 次。慢性病可长期坚持应用。主穴力度可强些，辅穴因病情而定。

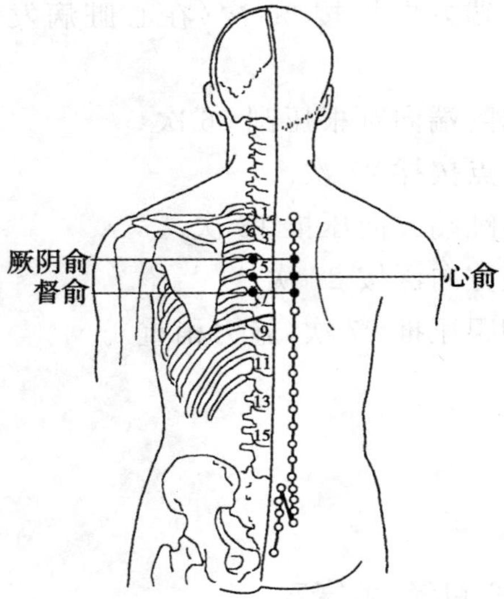

【脊柱主要反射区(点)穴】

厥阴俞、督俞、心俞。

【脊柱按摩方法】

请家人或同伴用手指按压厥阴俞、督俞、心俞。按压分为点压和旋揉(顺旋和逆旋)。按压“轻”、“重”要适度，以舒适为宜，禁用重刺激。按压时间因人因病而异。按图找到反射部位，同时还要以按压时感觉敏感为准。如果自己按压，可找一棵有疙瘩的树，或家中墙上装一个突出物，背靠在上面，寻找敏感部位按压。

2. 高 血 压

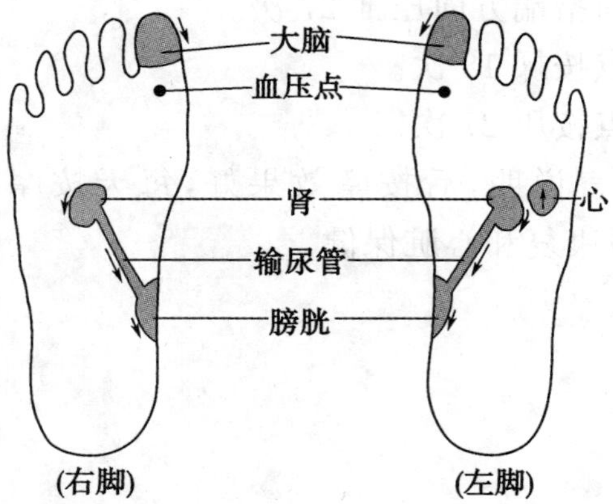

【脚反射区(点)】

主区(点)：血压点、心、大脑(头部)。

辅助区(点)：肾、输尿管、膀胱。

【脚按摩方法】

血压点：定点按压 36 次。

心：向脚趾端方向推按 27 次。

大脑：由跗趾尖往下压刮 27 次。

肾：沿反射区向脚跟深按 27 次。

输尿管：向脚跟刮压 9 次。

膀胱：向脚跟按揉 18 次。

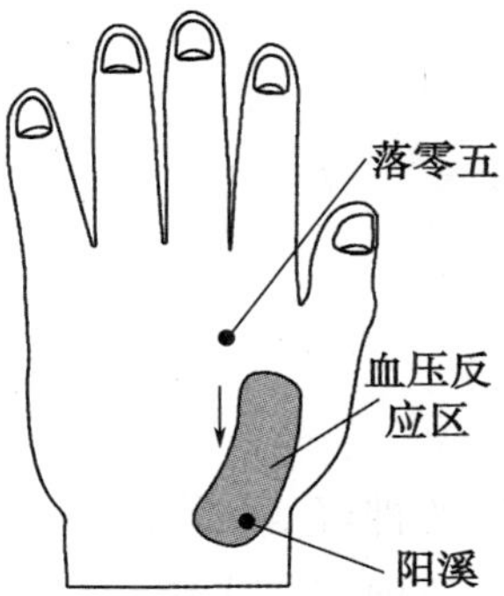

【手反射区(点)】

主区(点)：血压反应区。

辅助区(点)：落零五、阳溪。

【手按摩方法】

血压反应区：沿反射区按压 36 次。

落零五：定点按揉 27 次。

阳溪：定点按揉 18 次。

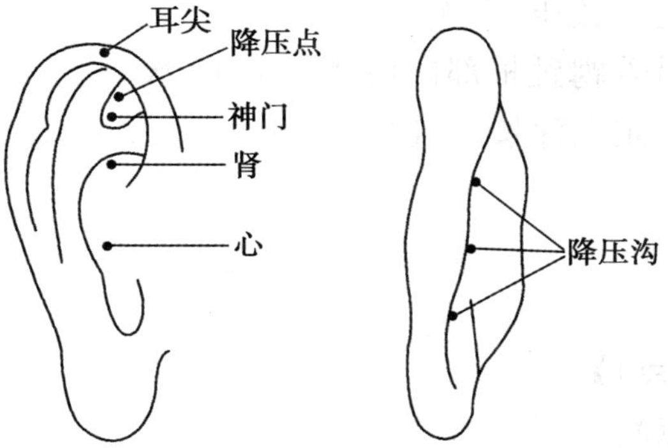

【耳反射区(点)穴】

主穴：降压沟、降压点。

辅穴：神门(有镇静作用)、肾(心肾相交,对肾性高血压效果更好)、耳尖(对急性高血压可以耳尖放血)。

【耳按摩方法】

将菜籽、王不留行籽等小颗粒按压在穴位上,用胶布固定。左右耳交替,2～3 天交换一次。主穴可用大一点的颗粒,必要时可捻压颗粒以加强刺激。

自我按摩取穴后,用大拇指和食指对压该穴。每穴按压约 30 秒钟,各穴轮换,可重复 2～3 遍,每天按压、捻动 2 次。主穴力度可强些,辅穴因病情而定。病人可长期应用。

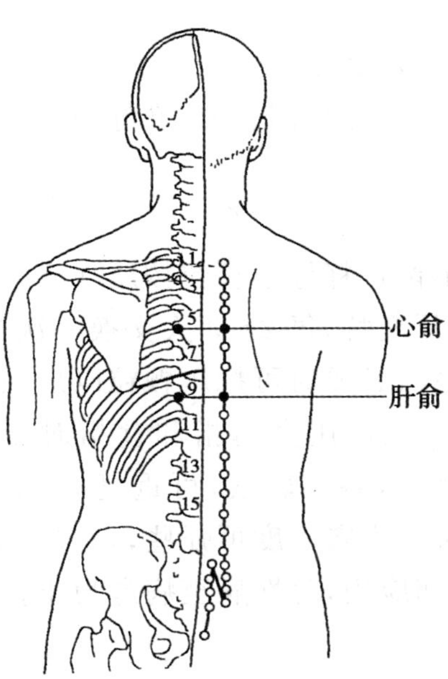

【脊柱主要反射区(点)穴】

脊柱反射区(点)：心俞、肝俞。

【脊柱按摩方法】

请家人或同伴用手指按压心俞、肝俞。按压分为点压和旋揉(顺旋和逆旋)。按压"轻"、"重"要适度,以舒适为宜,禁用重刺激。按压时间因人因病而异。按图找到反射部位,同时还要以按压时感觉敏感为准。如果自己按压,可找一棵有疙瘩的树,或家中墙上装一个突出物,背靠在上面,寻找敏感部位按压。

3. 偏 头 痛

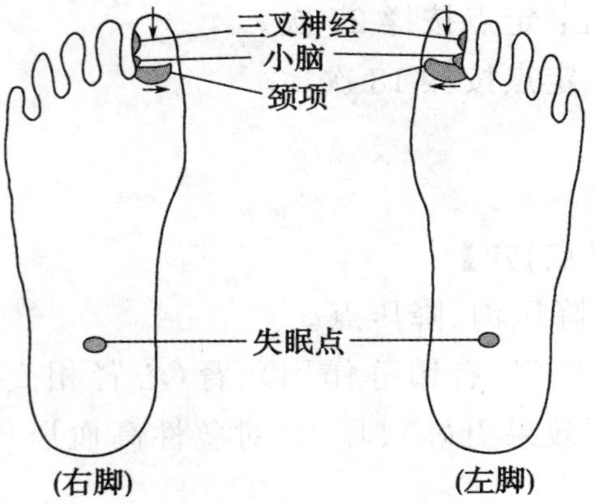

【脚反射区(点)】

主区(点):三叉神经、小脑。

辅助区(点):颈项、失眠点。

【脚按摩方法】

三叉神经:由趾尖向趾根由轻而重按压 36 次。

小脑:定点按压 27 次。

颈项:沿着踇趾根部向内侧压推 18 次。

失眠点:定点深按 27 次。

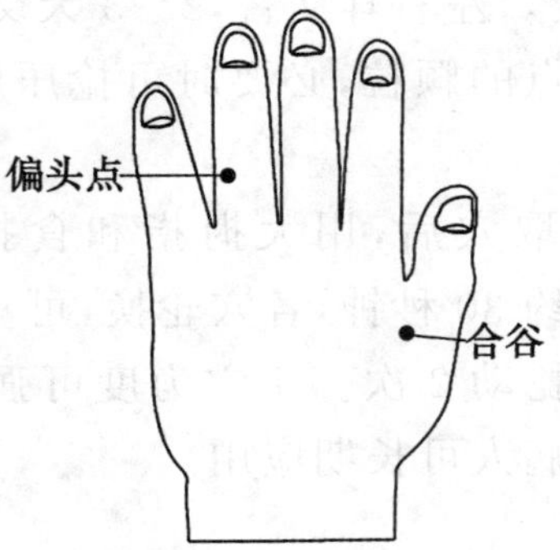

【手反射区(点)】

主区(点):偏头点。

辅助区(点):合谷。

【手按摩方法】

偏头点:定点按揉 36 次。

合谷:定点按揉 27 次。

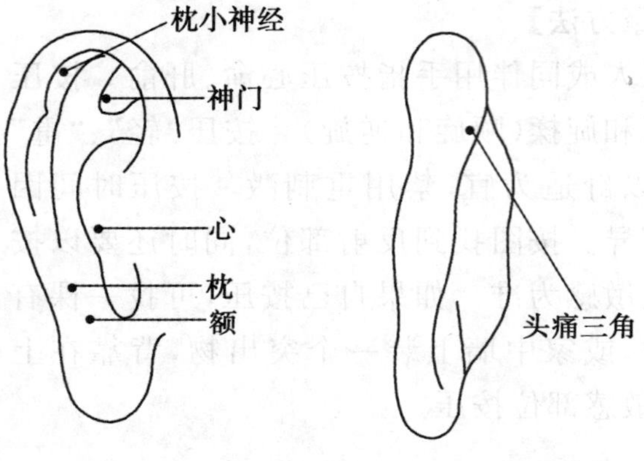

【耳反射区(点)】

主穴:枕、额(力度可大)。

辅穴:头痛三角、神门、心(镇静安神)、枕小神经。

【耳按摩方法】

将莱籽、王不留行籽等小颗粒按压在穴位上,用胶布固定。左右耳交替,每 2～3 天交换一次。主穴可用大一点的颗粒,必要时可捻压颗粒以加强刺激。

自我按摩取穴后,用大拇指和食指对压该穴。每穴按压约 30 秒钟,各穴轮换,可重复 2～3 遍,每天按压、捻动 2 次。主穴力度可强些,辅穴因病情而定。慢性病可长期应用,急性病至病愈为止。

4. 头晕、耳鸣

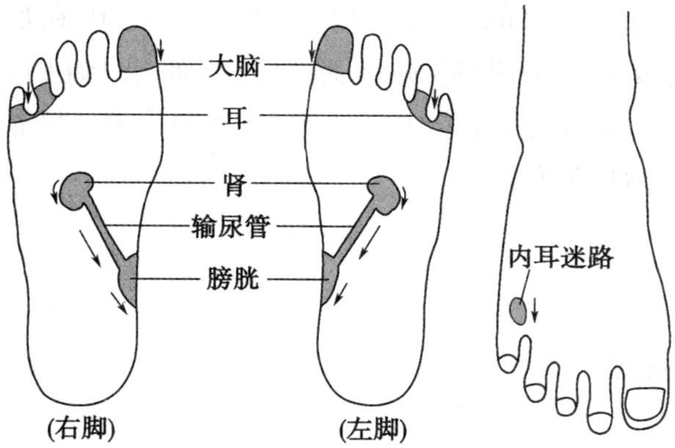

【脚反射区(点)】

主区(点)：大脑(头部)、耳、内耳迷路。

辅助区(点)：肾、输尿管、膀胱。

【脚按摩方法】

大脑：由踇趾端向趾跟部压刮 36 次。

耳：双脚第四、五趾底根部深按 36 次。

内耳迷路：沿反射区向脚趾方向按压 27 次。

肾：沿反射区向脚跟深按 36 次。

输尿管：向脚跟方向刮压 9 次。

膀胱：向脚跟方向按揉 27 次。

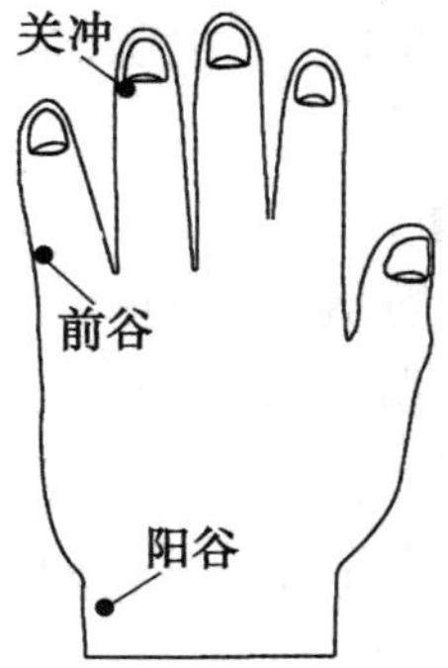

【手反射区(点)穴】

主区(点)：前谷。

辅助区(点)：阳谷、关冲。

【手按摩方法】

前谷：定点按揉 36 次。

阳谷：定点按揉 18 次。

关冲：定点按揉 18 次。

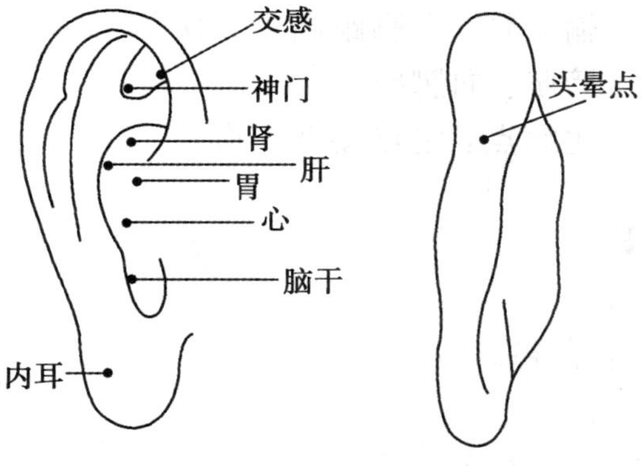

【耳主要反射区(点)穴】

主穴：神门、内耳、脑干、肝(有降肝火作用，按压力度可大一点)。

辅穴：心、肾、胃、交感、头晕点。

【耳按摩方法】

将菜籽、王不留行籽等小颗粒按压在穴位，用胶布固定。左右耳交替，2～3 天交换一次。主穴可用大一点的颗粒，必要时可捻压颗粒以加强刺激。

自我按摩取穴后，用大拇指和食指对压该穴。每穴按压约 30 秒钟，各穴轮换，可重复 2～3 遍，每天按压、捻动 2 次。主穴力度可强些，辅穴因病情而定。至病愈为止。

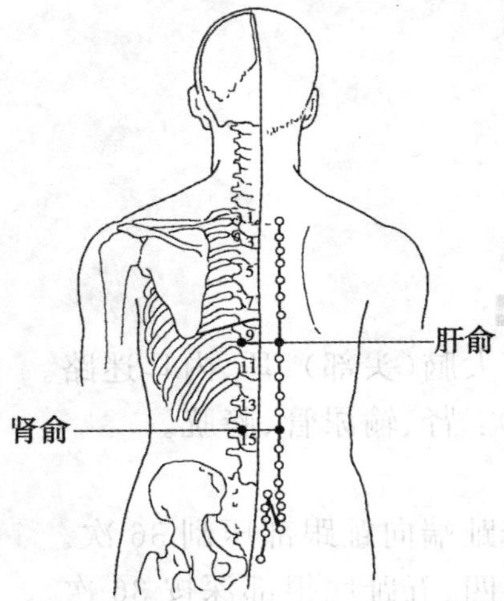

【脊柱主要反射区(点)穴】

肾俞、肝俞。

【脊柱按摩方法】

请家人或同伴用手指按压肾俞、肝俞。按压分为点压和旋揉(顺旋和逆旋)。按压"轻"、"重"要适度,以舒适为宜,禁用重刺激。按压时间因人、因病而异。按图找到反射部位,同时还要以按压时感觉敏感为准。如果自己按压,可找一棵有疙瘩的树,或家中墙上装一个突出物,背靠在上面,寻找敏感部位按压。

5. 感冒、咳嗽

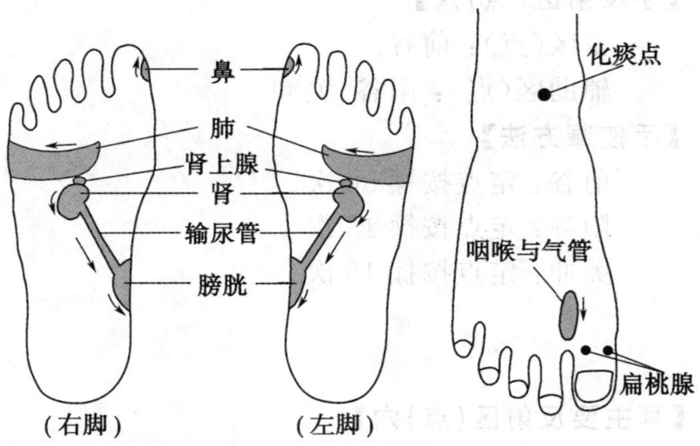

【脚反射区(点)】

主区(点):鼻、咽喉与气管、肺。

辅助区(点):扁桃腺、肾上腺、肾、输尿管、膀胱、化痰点。

【脚按摩方法】

肺:沿反射区从内向外推压 36 次。

鼻:自双脚踇趾趾腹内侧向脚趾端按压 36 次。

咽喉与气管:沿反射区向趾甲方向按摩 36 次。

扁桃腺:定点按揉 27 次。

肾上腺:定点按揉 27 次。

肾:沿反射区向脚跟深按 27 次。

输尿管:向脚跟刮压 9 次。

膀胱:向脚跟按揉 18 次。

化痰点:定点按摩 9 次。

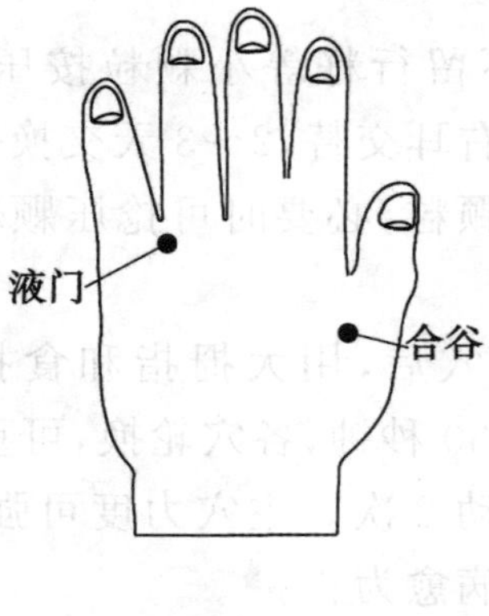

【手反射区(点)】

主区(点):液门。

辅助区(点):合谷。

【手按摩方法】

液门:定点按揉 36 次。

合谷:定点按揉 27 次。

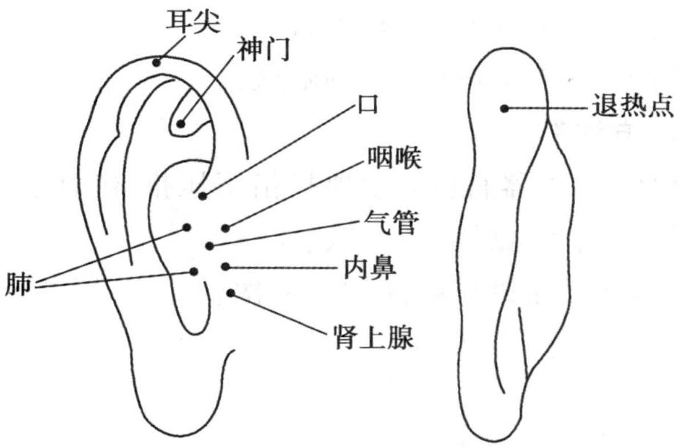

【耳反射区(点)】

主穴：内鼻、口、咽喉、肾上腺。

辅穴：气管、肺、神门、退热点。耳尖放血退热。

【耳按摩方法】

将菜籽、王不留行籽等小颗粒按压在穴位上，用胶布固定。左右耳交替，2～3 天换一次。主穴可用大一点的颗粒，必要时可捻压颗粒以加强刺激。

自我按摩取穴后，用大拇指和食指对压该穴。每穴按压约 30 秒钟，各穴轮换，可重复 2～3 遍，每天按压、捻动 2 次。主穴力度可强些，辅穴因病情而定。

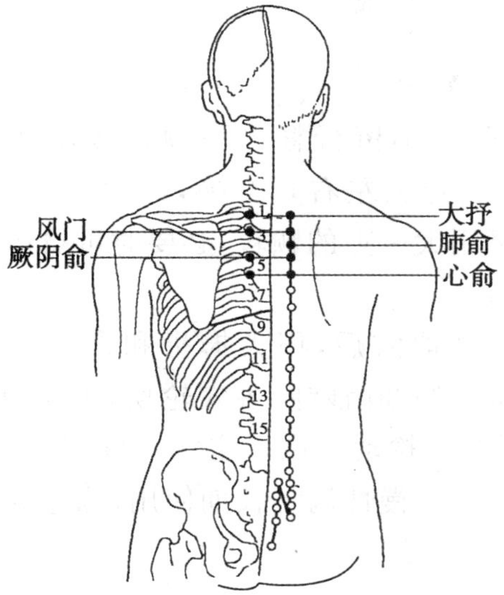

【脊柱反射区(点)】

风门、厥阴俞、大抒、肺俞、心俞。

【脊柱按摩方法】

请家人或同伴用手指按压相应穴位。按压分为点压和旋揉(顺旋和逆旋)。按压“经”、“重”要适度，以舒适为宜，禁用重刺激。按压时间因人、因病而异。按图找到反射部位，同时还要以按压时感觉敏感为准。如果自己按压，可找一棵有疙瘩的树，或家中墙上装一个突出物，背靠在上面，寻找敏感部位按压。

6. 气管炎、哮喘

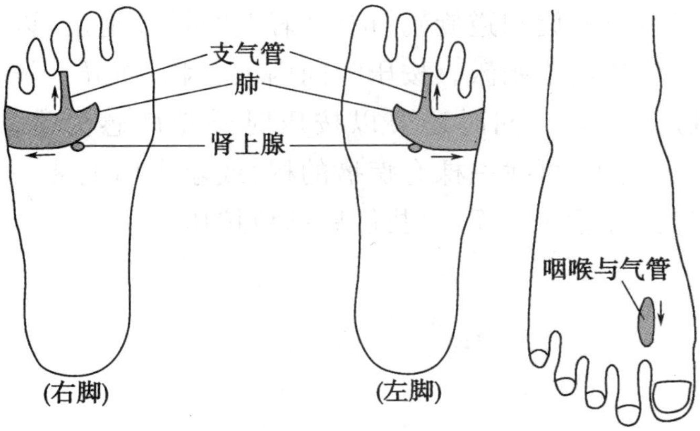

【脚反射区(点)】

主区(点)：肺、咽喉与气管。

辅助区(点)：支气管、肾上腺。

【脚按摩方法】

肺：沿反射区自内向外推压 36 次。

咽喉与气管：沿反射区向脚趾方向按压 36 次。

支气管：向脚趾根方向压推 27 次。

肾上腺：定点按揉 18 次。

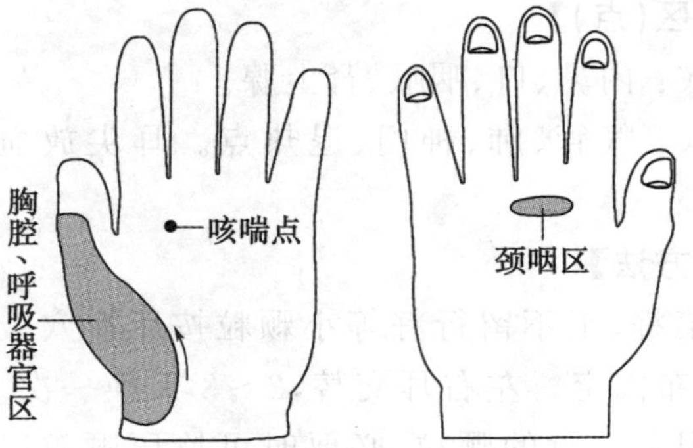

【手反射区(点)】

主区(点)：胸腔、呼吸器官区。

辅助区(点)：咳喘点、颈咽区。

【手按摩方法】

胸腔、呼吸器官区：用拇指指腹压推 36 次。

咳喘点：定点按揉 18 次。

颈咽区：在该反射区按摩 9 次。

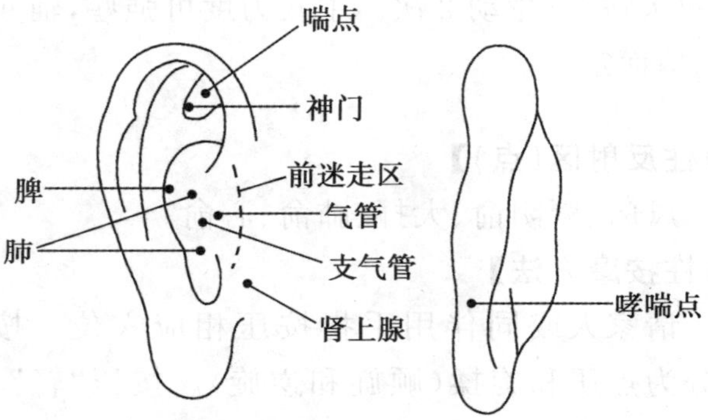

【耳反射区(点)】

主穴：气管、支气管、肺、肾上腺。

辅穴：脾(有祛痰作用)、前迷走区、神门、喘点、哮喘点。

【耳按摩方法】

将菜籽、王不留行籽等小颗粒按压在穴位上，用胶布固定。左右耳交换，2～3 天交换一次。主穴可用大一点的颗粒，必要时可捻压颗粒以加强刺激。

自我按摩取穴后，用大拇指和食指对压该穴。每穴按压约 30 秒钟，各穴轮换，可重复 2～3 遍，每天按压、捻动 2 次。主穴力度可强些，辅穴因病情而定。慢性病可长期使用，病愈为止。

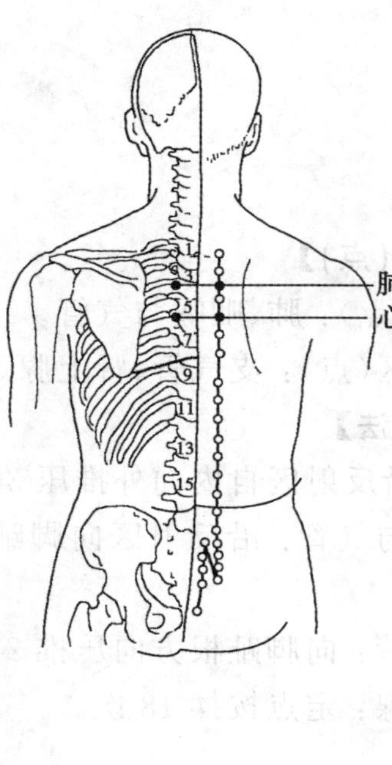

【脊柱反射区(点)】

心俞、肺俞。

【脊柱按摩方法】

请家人或同伴用手指按压心俞、肺俞。按压分为点压和旋揉(顺旋和逆旋)。按压"轻"、"重"要适度，以舒适为宜，禁用重刺激。按压时间因人、因病而异。按图找到反射部位，同时还要以按压时感觉敏感为准。如果自己按压，可找一棵有疙瘩的树，或家中墙上装一个突出物，背靠在上面，寻找敏感部位按压。

7. 鼻　炎

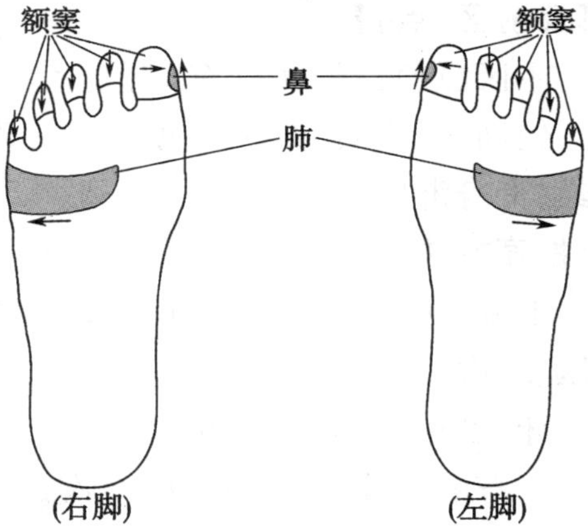

【脚反射区(点)】

主区(点)：鼻、肺。

辅助区(点)：额窦。

【脚按摩方法】

鼻：双脚**踇**趾趾腹内侧向趾端按摩 36 次。

肺：沿反射区从内向外推压 36 次。

额窦：由趾端向趾根按压 27 次(**踇**趾自外侧向内侧按压 27 次)。

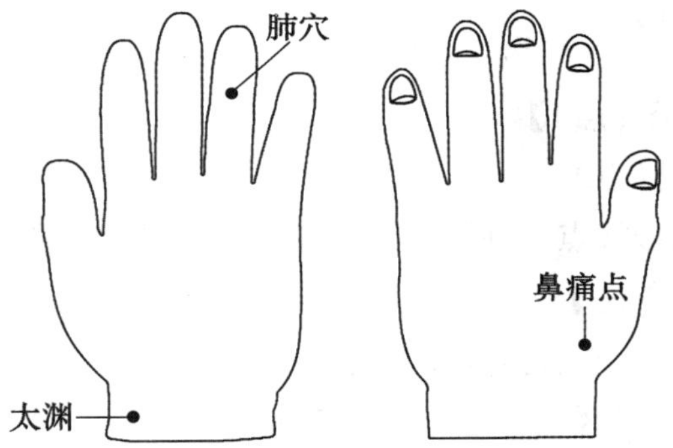

【手反射区(点)】

主区(点)：鼻痛点。

辅助区(点)：肺穴、太渊。

【手按摩方法】

鼻痛点：定点按揉 36 次。

肺穴：定点按揉 27 次。

太渊：定点按揉 18 次。

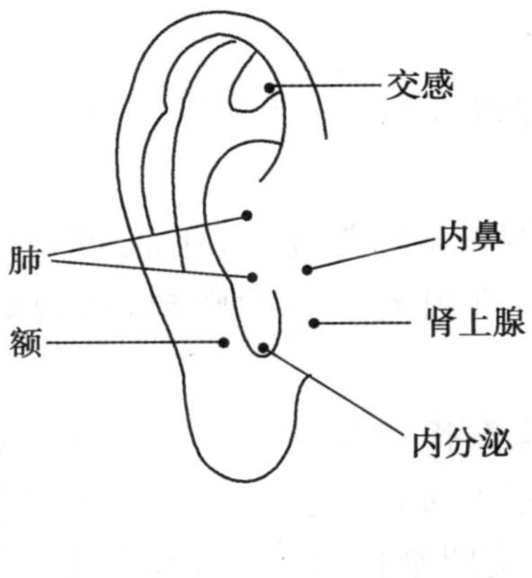

【耳反射区(点)】

主穴：内鼻、肾上腺。

辅穴：肺、交感、额、内分泌。

【耳按摩方法】

将菜籽、王不留行籽等小颗粒按压在穴位，用胶布固定。左右耳交替，2～3 天交换一次。主穴可用大一点的颗粒，必要时可捻压颗粒以加强刺激。

自我按摩取穴后，用大拇指和食指对压该穴。每穴按压约 30 秒钟，各穴轮换，可重复 2～3 遍，每天按压、捻动 2 次。主穴力度可强些，辅穴因病情而定。慢性鼻炎可长期坚持应用，病愈为止。

8. 牙 痛

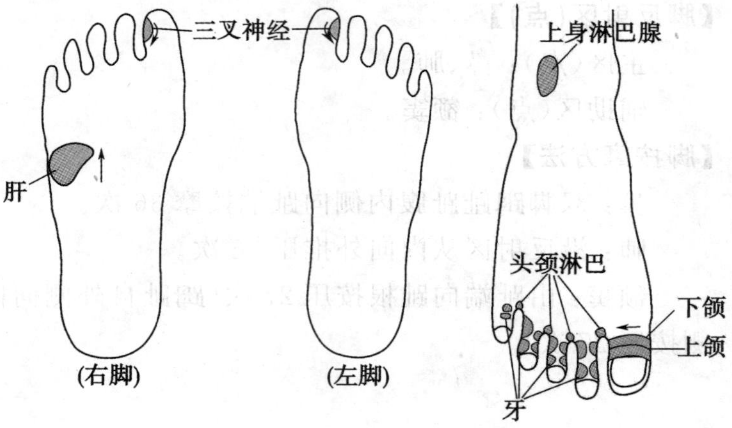

【脚反射区(点)】

主区(点)：上颌、下颌、牙。

辅助区(点)：头颈淋巴、肝、三叉神经、上身淋巴腺。

【脚按摩方法】

上颌、下颌：由内向外沿反射区按压36次。

牙：2～5趾各按摩9次。

上身淋巴腺：定点按揉27次。

头颈淋巴：每个点按揉9次。

肝：自脚跟向脚趾方向压推18次。

三叉神经：由趾端向趾根按揉18次。

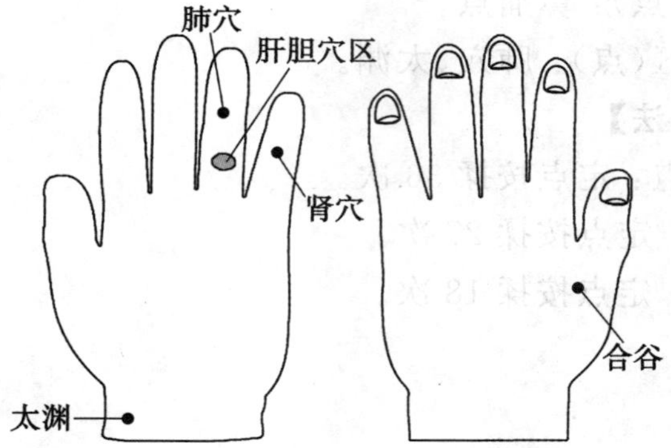

【手反射区(点)】

主区(点)：合谷。

辅助区(点)：肝胆穴区、肾穴、肺穴、太渊。

【手按摩方法】

合谷：定点按揉36次。

肝胆穴区：定点按揉27次。

肾穴：定点按揉9次。

肺穴：定点按揉9次。

太渊：定点按揉18次。

【耳反射区(点)】

主穴：牙、牙痛点、神门。

辅穴：肾、皮质下、阿是点(刺激反应最疼点进行重压)。

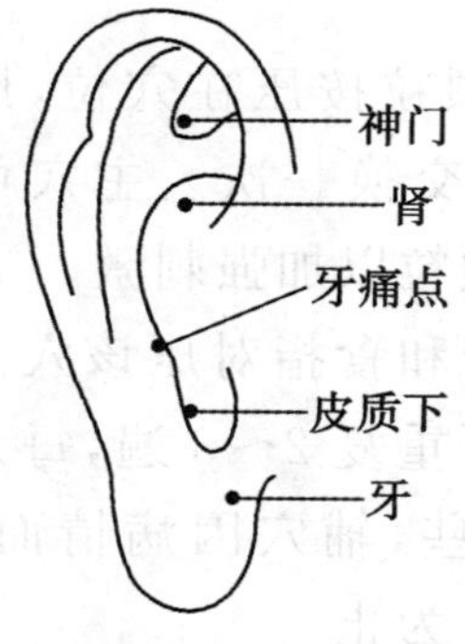

【耳按摩方法】

将菜籽、王不留行籽等小颗粒按压在穴位上，用胶布固定。左右耳交替，2～3天交换一次。主穴可用大一点的颗粒，必要时可捻压颗粒以加强刺激。

自我按摩取穴后，用大拇指和食指对压该穴。每穴按压约30秒钟，各穴轮换，可重复2～3遍，每天按压、捻动2次。主穴力度可强些，辅穴因病情而定。慢性病可长期坚持应用，病愈为止。

9. 眼　疾

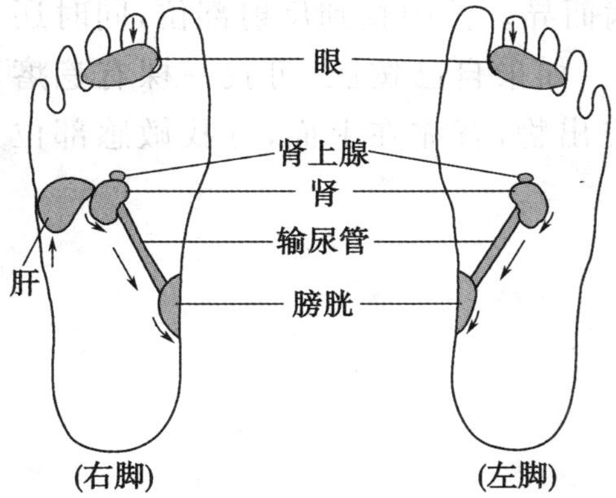

【脚反射区(点)】

主区(点)：眼、肝、肾上腺。

辅助区(点)：肾、输尿管、膀胱。

【脚按摩方法】

眼：双脚第二、三趾根部按压 36 次。

肝：自脚跟向脚趾方向压推 36 次。

肾上腺：定点按揉 27 次。

肾：向脚跟方向深按 27 次。

输尿管：向脚跟方向刮压 18 次。

膀胱：向脚跟方向按揉 27 次。

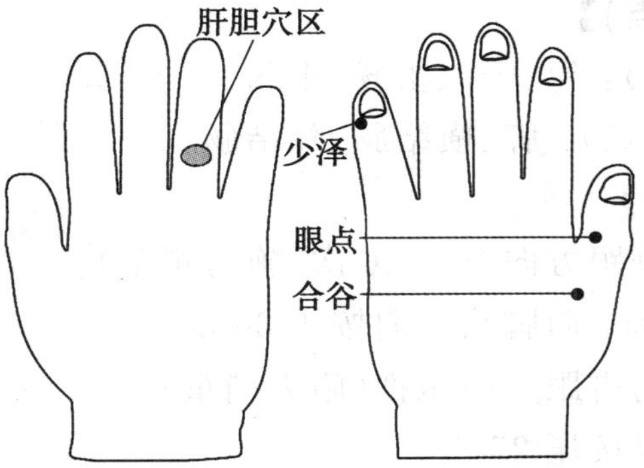

【手反射区(点)】

主区(点)：眼点、合谷。

辅助区(点)：肝胆穴区、少泽。

【手按摩方法】

眼点：定点按揉 36 次。

合谷：定点按揉 36 次。

肝胆穴区：定点按揉 27 次。

少泽：定点按揉 9 次。

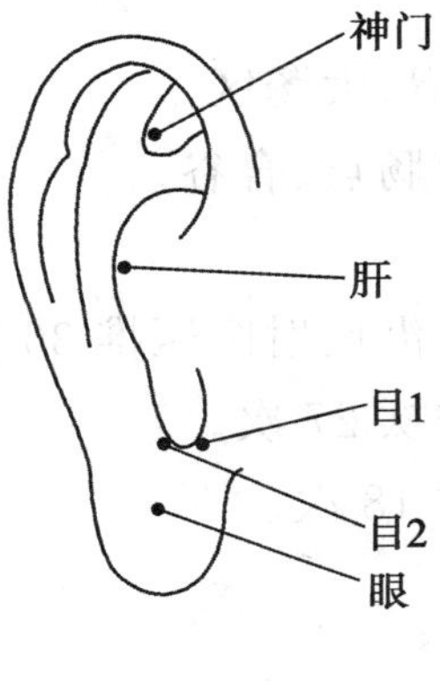

【耳反射区(点)】

主穴：眼、目 1、目 2。

辅穴：肝、神门。

【耳按摩方法】

将菜籽、王不留行籽等小颗粒按压在穴位上，用胶布固定。左右耳交替，2～3 天交换一次。主穴可用大一点的颗粒，必要时可捻压颗粒以加强刺激。

自我按摩取穴后，用大拇指和食指对压该穴。每穴按压约 30 秒钟，各穴轮换，可重复 2～3 遍，每天按压、捻动 2 次主穴，力度可增强些，辅穴因病状而定。慢性眼疾可长期应用，急性病至病愈为止。

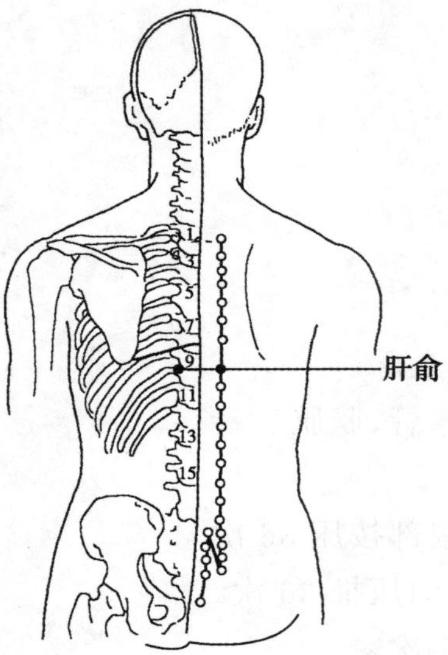

【脊柱反射区(点)】

肝俞。

【脊柱按摩方法】

请家人或同伴用手指按压肝俞。按压分为点压和旋揉(顺旋和逆旋)。按压“轻”、“重”要适度,以舒适为宜,禁用重刺激。按压时间因人、因病而异。按图找到反射部位,同时还要以按压时感觉敏感为准。如果自己按压,可找一棵有疙瘩的树,或家中墙上装一个突出物,背靠在上面,寻找敏感部位按压。

10. 胃肠炎

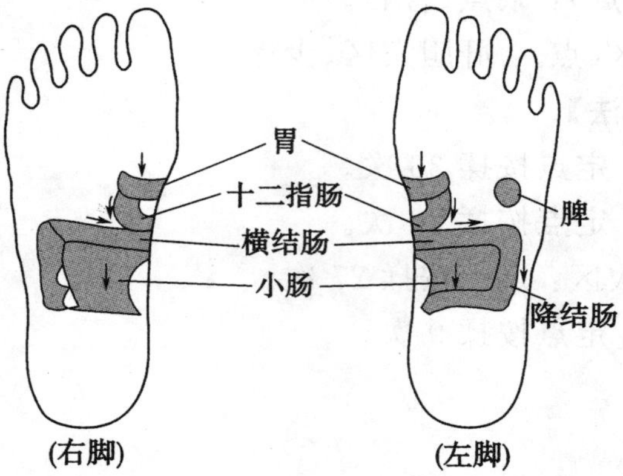

【脚反射区(点)】

主区(点):胃、十二指肠、小肠。

辅助区(点):脾、横结肠、降结肠。

【脚按摩方法】

胃:向脚跟方向按压 36 次(施力稍重)。

十二指肠:向脚跟方向按压 36 次。

小肠:向脚跟方向压推(施力稍重)。

脾:定点按压 27 次。

横结肠:右脚由外向内压推 27 次。

左脚由内而外压推 27 次。

降结肠:向脚跟方向按压 18 次。

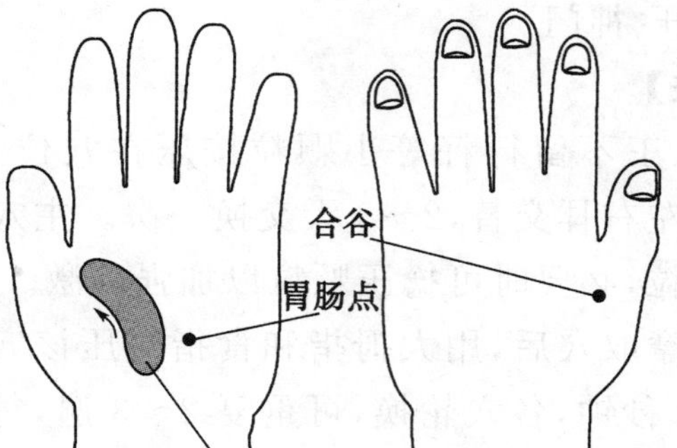

【手反射区(点)】

主区(点):脾、胃、大肠区。

辅助区(点):胃肠点、合谷。

【手按摩方法】

脾、胃、大肠区:沿反射区压推 36 次。

胃肠点:定点按揉 27 次。

合谷:定点按揉 18 次。

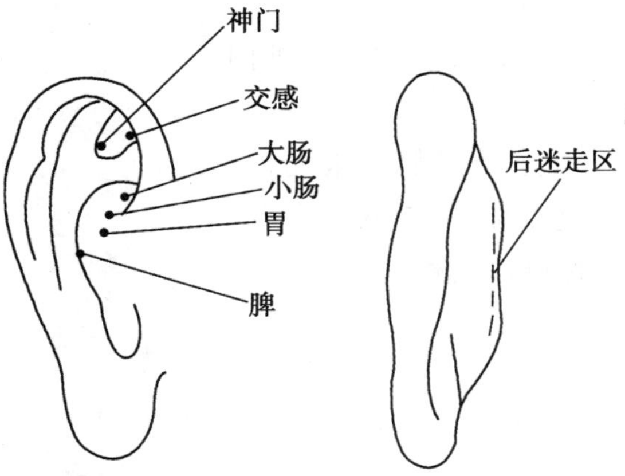

【耳反射区(点)】

主穴：胃、小肠、大肠、交感。

辅穴：神门、脾、后迷走区。

【耳按摩方法】

将菜籽、王不留行籽等小颗粒按压在穴位上，用胶布固定。左右耳交替，2～3天换一次。主穴可用大一点的颗粒，必要时可捻压颗粒以加强刺激。

自我按摩取穴后，用大拇指和食指对压该穴。每穴按压约30秒钟，各穴轮换，可重复2～3遍，每天按压、捻动2次。主穴力度可强些，辅穴因病情而定。慢性胃肠炎可长期按压，急性至病愈为止。

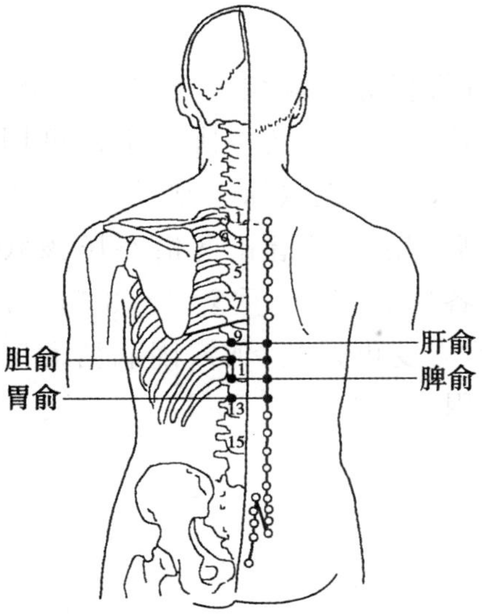

【脊柱反射区(点)】

胆俞、胃俞、肝俞、脾俞。

【脊柱按摩方法】

请家人或同伴用手指按压相应穴位。按压分为点压和旋揉(顺旋和逆旋)。按压"轻"、"重"要适度，以舒适为宜，禁用重刺激。按压时间因人、因病而异。按图找到反射部位，同时还要以按压时感觉敏感为准。如果自己按压，可找一棵有疙瘩的树，或家中墙上装一个突出物，背靠在上面，寻找敏感部位按压。

11. 肝炎、脂肪肝

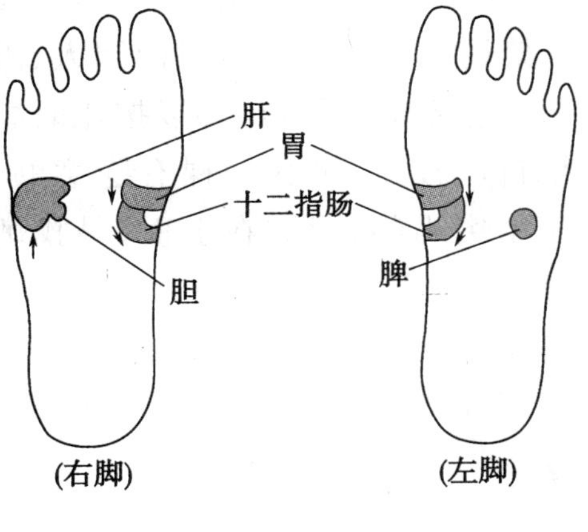

【脚反射区(点)】

主区(点)：肝、胆。

辅助区(点)：胃、十二指肠、脾。

【脚按摩方法】

肝：向脚趾方向压推36次(施力稍重)。

胆：定点按压27次(施力稍重)。

脾：定点深按36次。

胃：向脚跟方向按摩27次。

十二指肠：向脚跟方向按压18次。

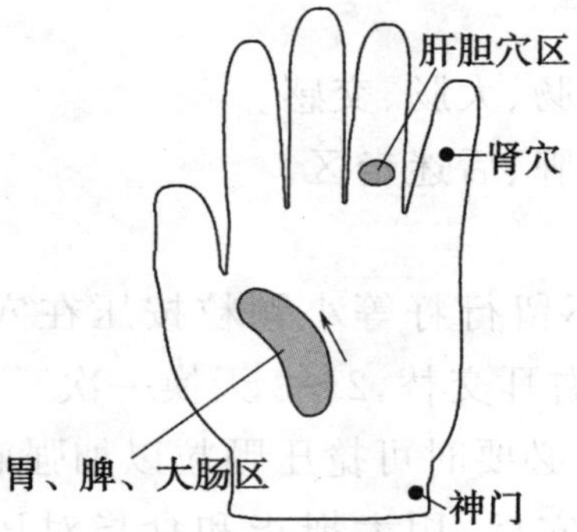

【手反射区(点)】

主区(点)：胃、脾、大肠区。

辅助区(点)：肝胆穴区、肾穴、神门。

【手按摩方法】

胃、脾、大肠区：沿反射区压推 36 次。

肝胆穴区：定点按摩 27 次。

肾穴：定点按摩 18 次。

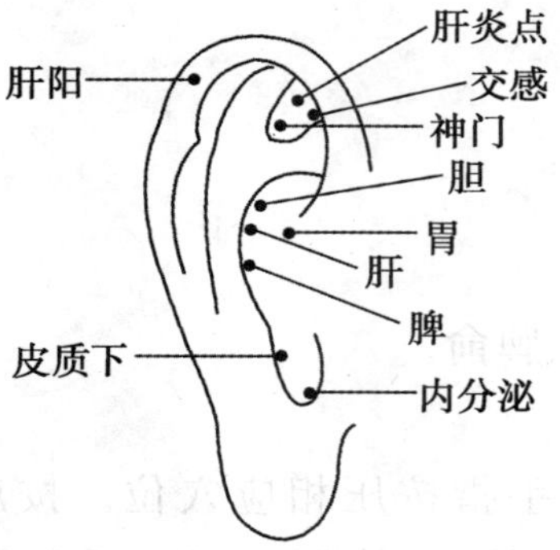

【耳反射区(点)】

主穴：肝、胆(重压)、肝阳、肝炎点。

辅穴：脾、胃、神门、皮质下、内分泌、交感。

【耳按摩方法】

将菜籽、王不留行籽等小颗粒按压在穴位上，用胶布固定。左右耳交替，2～3 天换一次。主穴可用大一点的颗粒，必要时可捻压颗粒以加强刺激。

自我按摩取穴后，用大拇指和食指对压该穴。每穴按压约 30 秒钟，各穴轮换，可重复 2～3 遍，每天按压、捻动 2 次。主穴力度可强些，辅穴因病情而定。慢性病病人可长期应用。

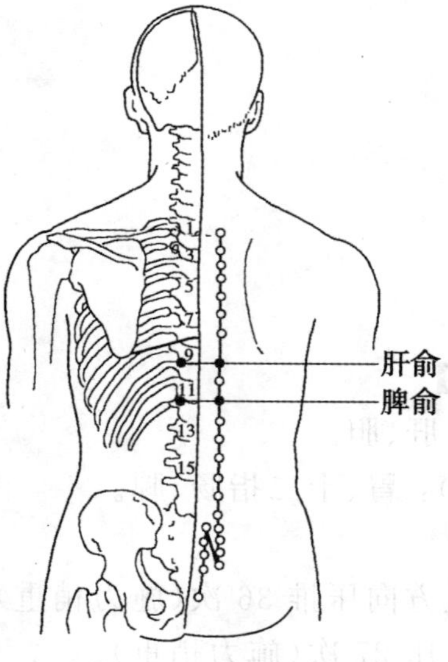

【脊柱反射区(点)】

肝俞、脾俞。

【脊柱按摩方法】

请家人或同伴用手指按压肝俞、脾俞。按压分为点压和旋揉(顺旋和逆旋)。按压“轻”、“重”要适度，以舒适为宜，禁用重刺激。按压时间因人、因病而异。按图找到反射部位，同时还要以按压时感觉敏感为准。如果自己按压，可找一棵有疙瘩的树，或家中墙上装一个突出物，背靠在上面，寻找敏感部位按压。

12. 胆囊炎、胆结石

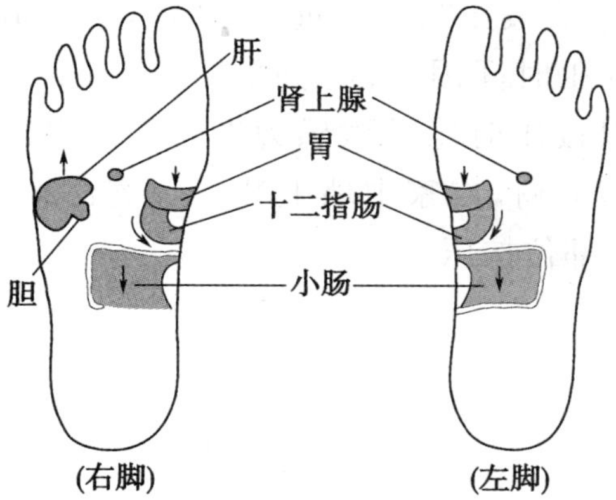

【脚反射区(点)】

主区(点)：肝、胆、胃。

辅助区(点)：肾上腺、十二指肠、小肠。

【脚按摩方法】

肝：向脚趾方向压推 36 次。

胆：定点深按 36 次。

胃：定点向脚跟方向按摩 36 次。

肾上腺：定点按摩 27 次。

十二指肠：向脚跟方向按压 27 次。

小肠：向脚跟方向压推 27 次(施力稍重)。

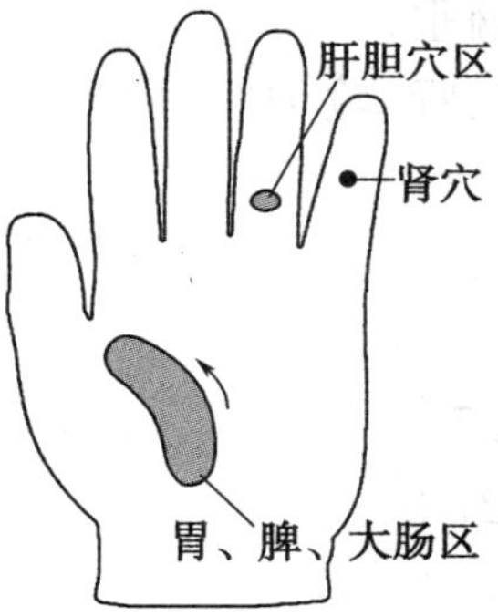

【手反射区(点)】

主区(点)：肝胆穴区。

辅助区(点)：胃、脾、大肠区、肾穴。

【手按摩方法】

肝胆穴区：定点按摩 36 次。

胃、脾、大肠区：沿反射区压推 27 次。

肾穴：定点按摩 18 次。

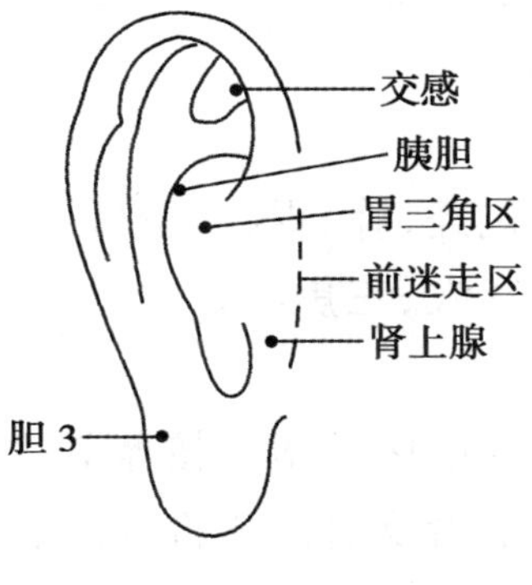

【耳反射区(点)】

主穴：胰胆、胆 3、交感。

辅穴：胃三角、前迷走区、肾上腺。

【耳按摩方法】

将菜籽、王不留行籽等小颗粒按压在穴位上，用胶布固定。左右耳交替，2～3 天换一次。主穴可用大一点的颗粒，必要时可捻压颗粒以加强刺激。

自我按摩取穴后，用大拇指和食指对压该穴。每穴按压约 30 秒钟，各穴轮换，可重复 2～3 遍，每天按压、捻动 2 次。主穴力度可强些，辅穴因病情而定。慢性病可长期坚持按压，至病愈为止。

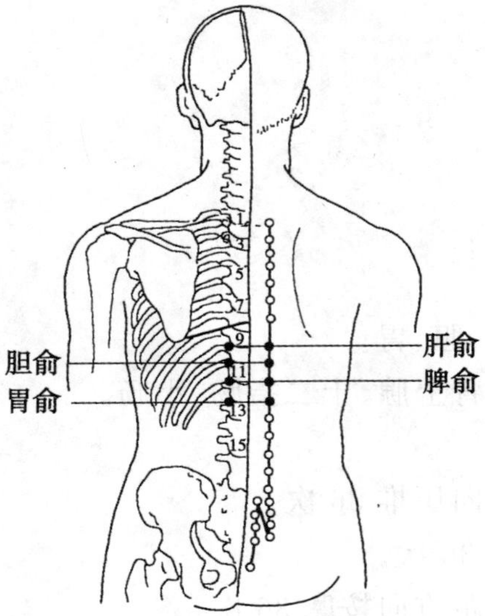

【脊柱反射区(点)】

胆俞、胃俞、肝俞、脾俞。

【脊柱按摩方法】

请家人或同伴用手指按压相应穴位。按压分为点压和旋揉(顺旋和逆旋)。按压“轻”、“重”要适度,以舒适为宜,禁用重刺激。按压时间因人因病而异。按图找到反射部位,同时还要以按压时感觉敏感为准。如果自己按摩,可找一棵有疙瘩的树,或家中墙上装一个突出物,背靠在上面,寻找敏感部位按压。

13. 糖 尿 病

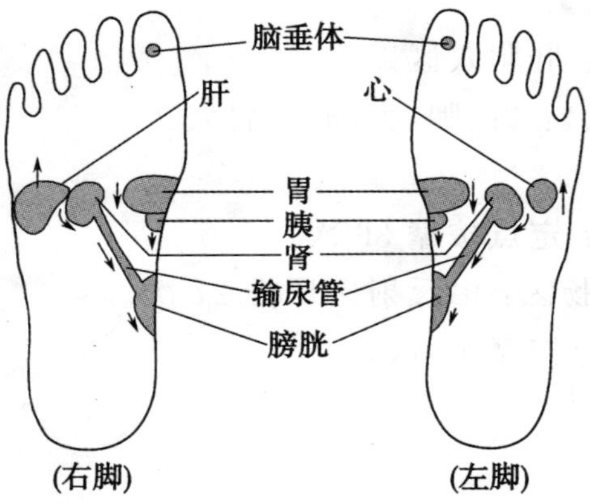

【脚反射区(点)】

主区(点):胰、肝、脑垂体。

辅助区(点):心、胃、肾、输尿管、膀胱。

【脚按摩方法】

胰:向脚跟方向按揉 36 次。

肝:向脚趾方向压推 36 次。

脑垂体:定点深按 27 次。

心:向脚趾端推压 27 次。

胃:向脚跟方向点按 27 次。

肾:向脚跟方向深按 27 次。

输尿管:向脚跟方向刮压 18 次。

膀胱:向脚跟方向按揉 27 次。

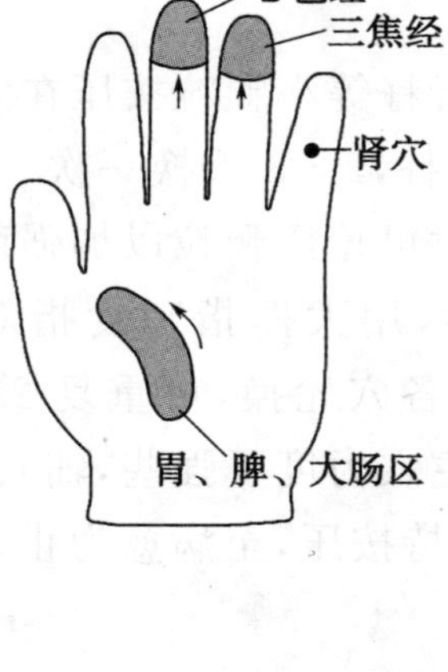

【手反射区(点)】

主区(点):心包经、脾、胃、大肠区。

辅助区(点):肾穴、三焦经。

【手按摩方法】

心包经:在该反射区向指端按摩 36 次。

脾、胃、大肠区:沿反射区压推 36 次。

肾穴:定点按摩 27 次。

三焦经:在该反射区向指端按摩 27 次。

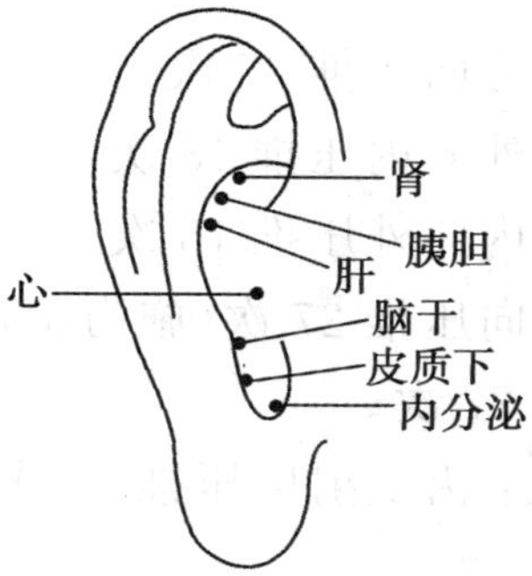

【耳反射区(点)】

主穴：胰胆、内分泌、肝。

辅穴：皮质下、脑干、心、肾。

【耳按摩方法】

将菜籽、王不留行籽等小颗粒按压在穴位，用胶布固定。左右耳交替，2～3 天换一次。主穴可用大一点的颗粒，必要时可捻压颗粒以加强刺激。

自我按摩取穴后，用大拇指和食指对压该穴。每穴按压约 30 秒钟，各穴轮换，可重复 2～3 遍，每天按压、捻动 2 次。主穴力度可强些，辅穴因病情而定。可长期应用。

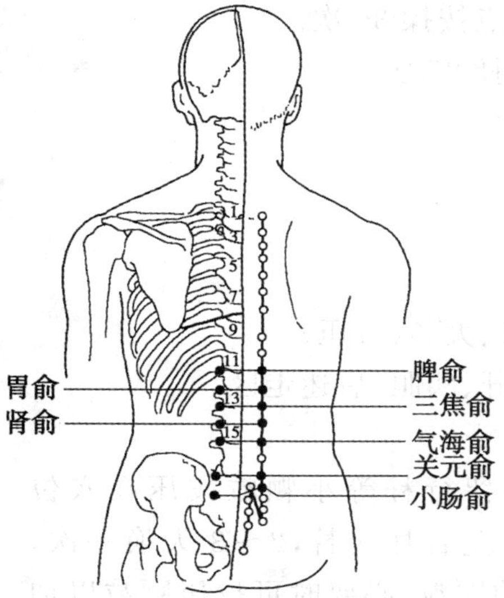

【脊柱反射区(点)】

胃俞、肾俞、三焦俞、脾俞、气海俞、关元俞、小肠俞。

【脊柱按摩方法】

请家人或同伴用手指按压相应穴位。按压分为点压和旋揉(顺旋和逆旋)。按压"轻"、"重"要适度，以舒适为宜，禁用重刺激。按压时间因人、因病而异。按图找到反射部位，同时还要以按压时感觉敏感为准。如果自己按压，可找一棵有疙瘩的树，或家中墙上装一个突出物，背靠在上面，寻找敏感部位按压。

14. 便　秘

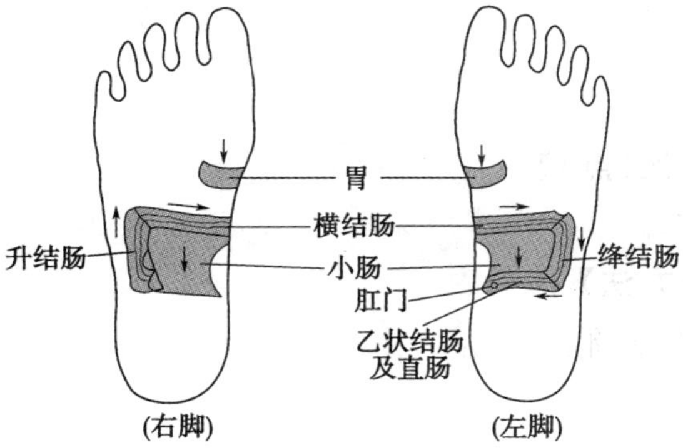

【脚反射区(点)】

主区(点)：绛结肠、乙状结肠及直肠、肛门(足底)。

辅助区(点)：胃、升结肠、横结肠、小肠、肛门、直肠、痔疾。

【脚按摩方法】

绛结肠：从脚趾端向脚跟方向按压 36 次(施力稍重)。

乙状结肠及直肠：从脚外侧向内侧压推 36 次。

胃：向脚跟方向点按 27 次。

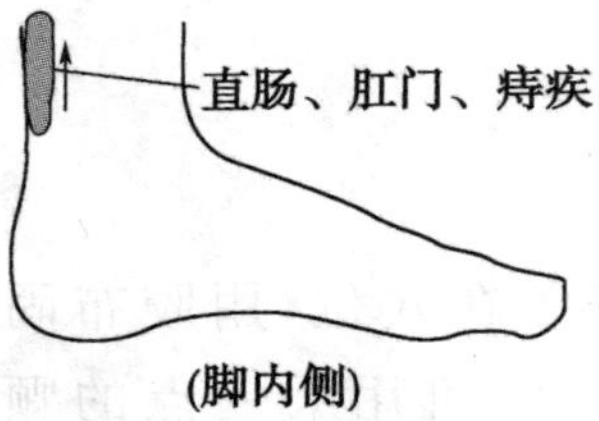

升结肠：向脚趾方向压推 27 次。

横结肠：右脚由外向内压推 18 次。

左脚由内向外压推 18 次。

小肠：向脚跟方向压推 27 次(施力稍重)。

肛门：定点按揉 27 次。

直肠、肛门、痔疾：沿反射区压推 27 次。

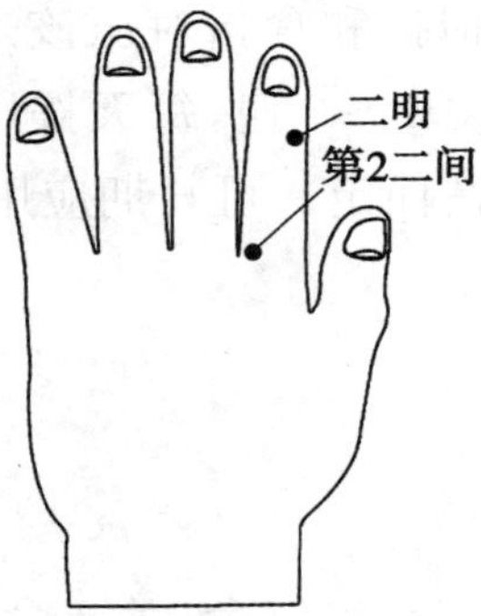

【手反射区(点)】

主区(点)：第 2 二间。

辅助区(点)：二明。

【手按摩方法】

第 2 二间：定点按揉 36 次。

二明：定点按揉 27 次。

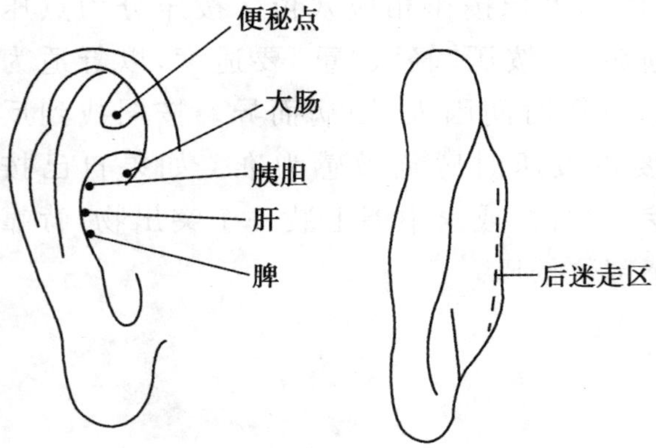

【耳反射区(点)】

主穴：便秘点、大肠(重压)。

辅穴：肝脾、肝、胰胆、后迷走区。

【耳按摩方法】

将菜籽、王不留行籽等小颗粒按压在穴位上，用胶布固定。左右耳交替，2～3 天换一次。主穴可用大一点的颗粒，必要时可捻压颗粒以加强刺激。

自我按摩取穴后，用大拇指和食指对压该穴。每穴按压约 30 秒钟，各穴轮换，可重复 2～3 遍，每天按压、捻动 2 次。主穴力度可强些，辅穴因病情而定。慢性便秘病人可长期按压，至病愈为止。

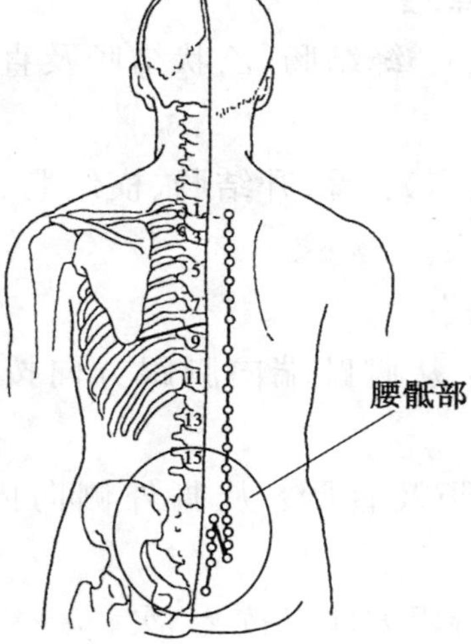

【脊柱反射区(点)】

腰骶部。

【脊柱按摩方法】

拍打腰骶部。

15. 颈 椎 病

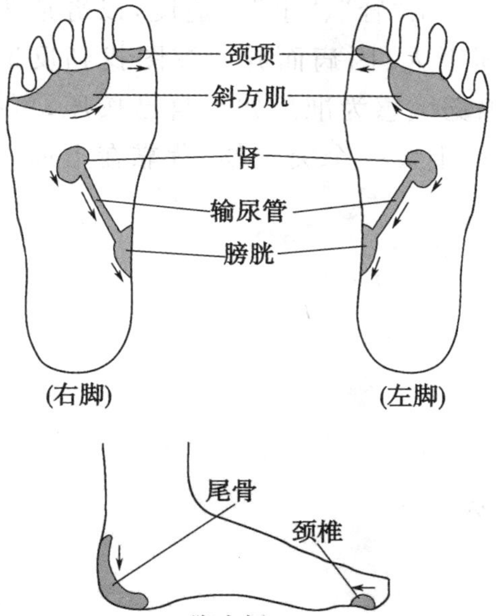

【脚反射区(点)】

主区(点):颈椎、斜方肌。

辅助区(点):颈项、肾、输尿管、膀胱、尾骨。

【脚按摩方法】

颈椎:向脚跟方向压推 36 次。

斜方肌:沿反射区由外向内压推 36 次。

颈项:沿着**踇**趾根部向内侧按压 27 次。

肾:向脚跟方向深按 27 次。

输尿管:向脚跟方向刮压 18 次。

膀胱:向脚跟方向按揉 27 次。

尾骨:沿脚外侧后跟自上而下按摩 18 次。

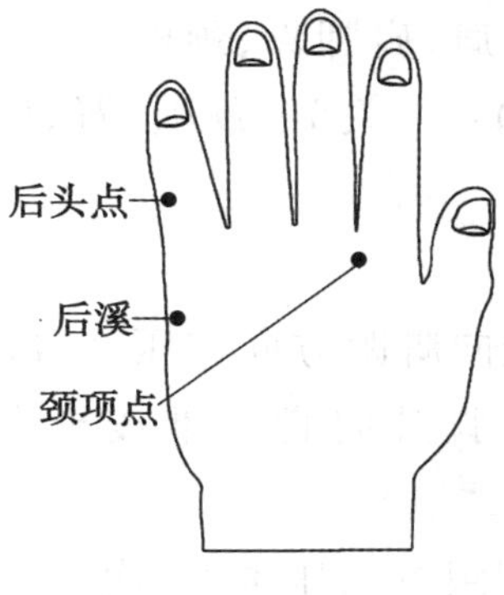

【手反射区(点)】

主区(点):颈项点。

辅助区(点):后溪、后头点。

【手按摩方法】

颈项点:定点按摩 36 次。

后溪:定点按摩 27 次。

后头点:定点按摩 18 次。

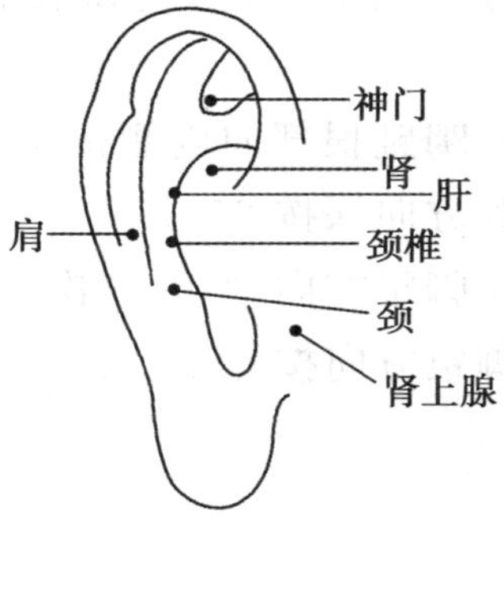

【耳反射区(点)】

主穴:颈椎、颈、肩(重压)。

辅穴:肝、神门、肾、肾上腺。

【耳按摩方法】

将菜籽、王不留行籽等小颗粒按压在穴位上,用胶布固定。左右耳交替,2～3 天换一次。主穴可用大一点的颗粒,必要时可捻压颗粒以加强刺激。

自我按摩取穴后,用大拇指和食指对压该穴。每穴按压 30 秒钟,各穴轮换,可重复 2～3 遍,每天按压、捻动 2 次。主穴力度可强些,辅穴因病情而定。慢性病病人可长期应用。

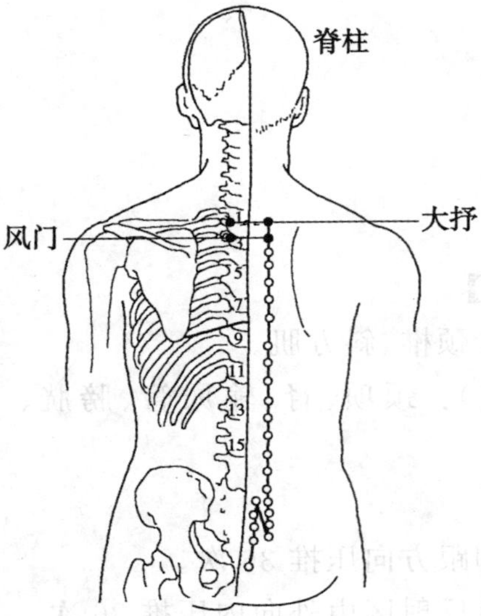

【脊柱反射区(点)】

风门、大抒。

【脊柱按摩方法】

请家人或同伴用手指按压风门、大抒。按压分为点压和旋揉(顺旋和逆旋)。按压"轻"、"重"要适度,以舒适为宜,禁用重刺激。按压时间因人、因病而异。按图找到反射部位,同时还要以按压时感觉敏感为准。如果自己按压,可找一棵有疙瘩的树,或家中墙上装一个突出物,背靠在上面,寻找敏感部位按压。

16. 肩 周 炎

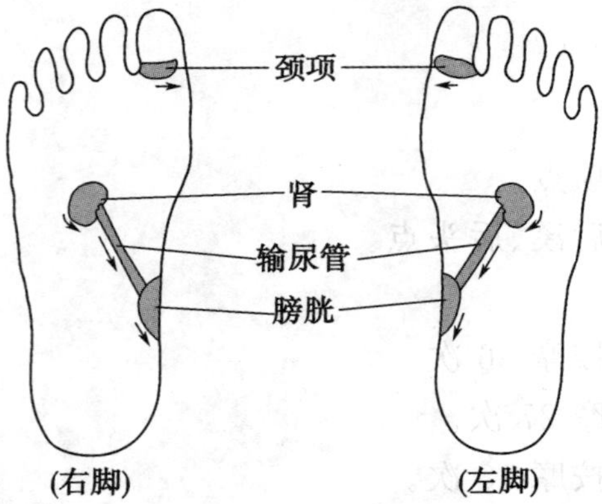

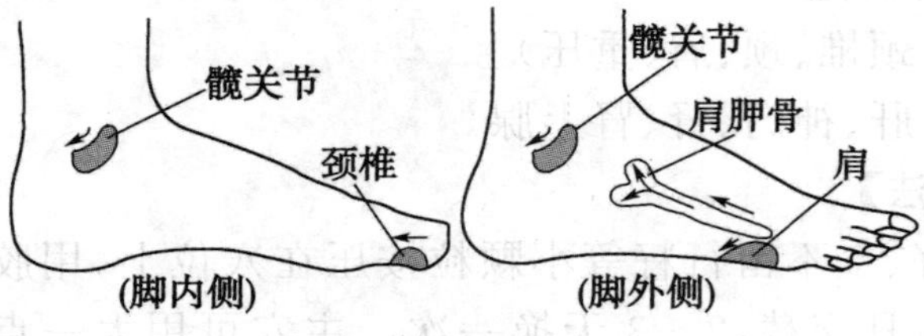

【脚反射区(点)】

主区(点):肩、肩胛骨、颈椎。

辅助区(点):髋关节、颈项、肾、输尿管、膀胱。

【脚按摩方法】

肩:由脚趾向脚跟方向按压 36 次。

肩胛骨:沿脚趾向脚背推按至左、右分开推按 36 次。

颈椎:向脚跟方向压推 36 次。

髋关节:分别沿着内踝、外踝由前向后推按 27 次。

颈项:沿着踇趾根部向内侧按压 27 次。

肾:向脚跟方向深按 27 次。

输尿管:向脚跟方向刮压 18 次。

膀胱:向脚跟方向按揉 27 次。

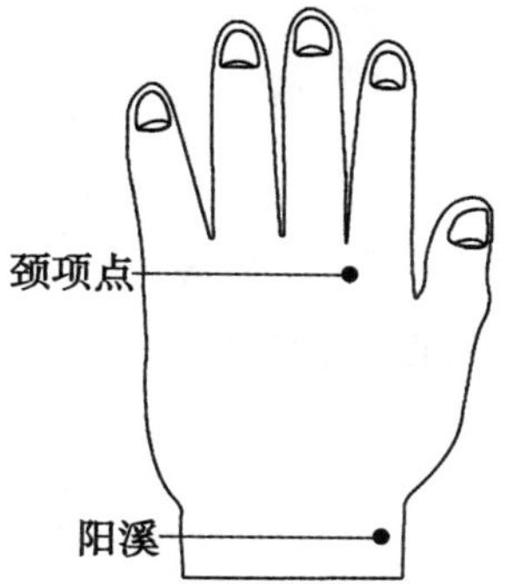

【手反射区(点)】

主区(点)：颈项点。

辅助区(点)：阳溪。

【手按摩方法】

颈项点：定点按揉36次。

阳溪：定点按揉27次。

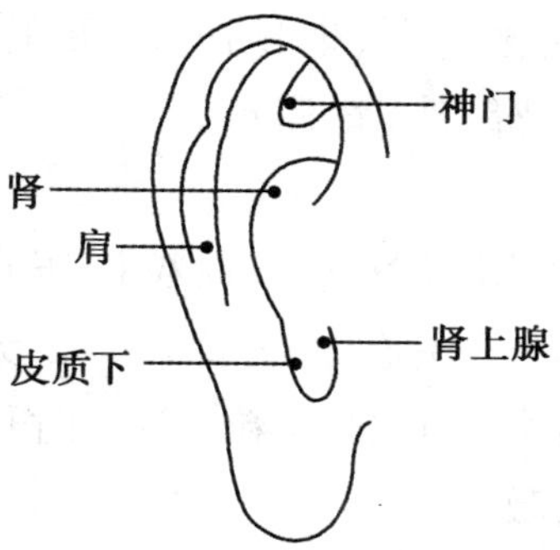

【耳反射区(点)】

主穴：肩、肾(重压)。

辅穴：神门、皮质下、肾上腺。

【耳按摩方法】

将菜籽、王不留行籽等小颗粒按压在穴位上，用胶布固定。左右耳交替，2～3天换一次。主穴可用大一点的颗粒，必要时可捻压颗粒以加强刺激。

自我按摩取穴后，用大拇指和食指对压该穴。每穴按压约30秒钟，各穴轮换，可重复2～3遍，每天按压、捻动2次。主穴力度可强些，辅穴因病情而定。慢性病病人可长期坚持按压，至病愈为止。

17. 腰　　痛

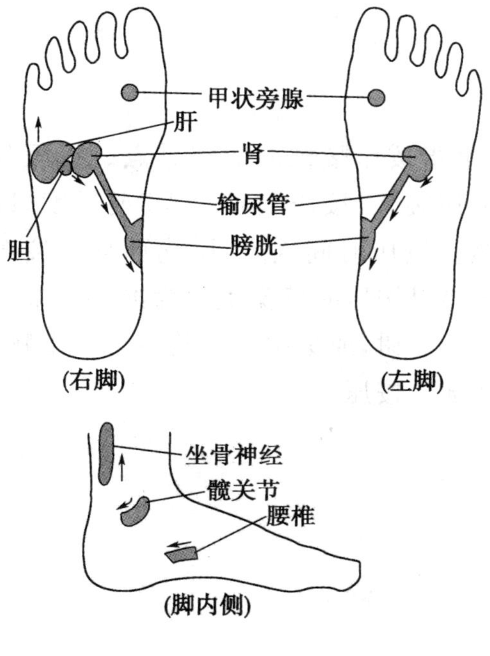

【脚反射区(点)】

主区(点)：腰椎、髋关节、坐骨神经。

辅助区(点)：肾、输尿管、膀胱、肝、胆、甲状旁腺。

【脚按摩方法】

腰椎：向脚跟方向推压36次。

髋关节：沿着内踝由前向后推按36次。

坐骨神经：自内踝关节向上推按27次。

肾：向脚跟方向深按36次。

输尿管：向脚跟方向刮压18次。

膀胱：向脚跟方向按揉27次。

肝：向脚趾方向压推27次。

胆：定点深按18次。

甲状旁腺：定点深按27次。

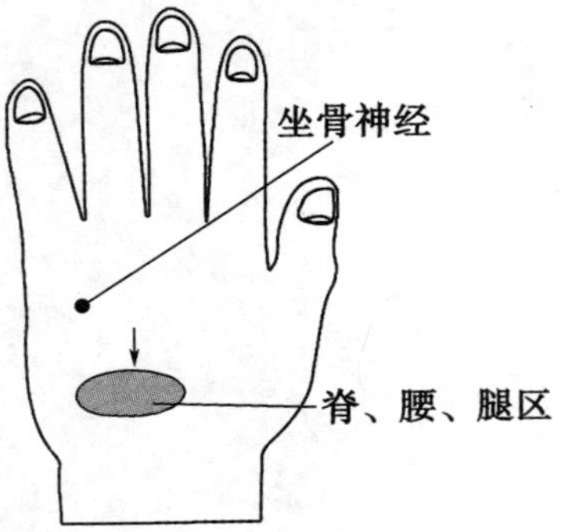

【手反射区(点)】

主区(点):脊、腰、腿区。

辅助区(点):坐骨神经。

【手按摩方法】

脊、腰、腿区:沿反射区向手腕方向按揉 36 次。

坐骨神经:定点按摩 27 次。

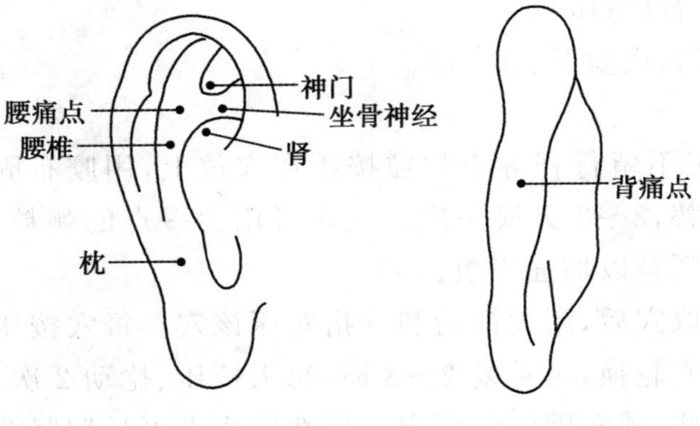

【耳反射区(点)】

主穴:腰椎、腰痛点、坐骨神经(重压)。

辅穴:神门、肾、枕、背痛点。

【耳按摩方法】

将菜籽、王不留行籽等小颗粒按压在穴位上,用胶布固定。左右耳交替,2～3 天换一次。主穴可用大一点的颗粒,必要时可捻压颗粒以加强刺激。

自我按摩取穴后,用大拇指和食指对压该穴。每穴按压约 30 秒钟,各穴轮换,可重复 2～3 遍,每天按压、捻动 2 次。主穴力度可强些,辅穴因病情而定。慢性病人可长期按压,至病愈为止。

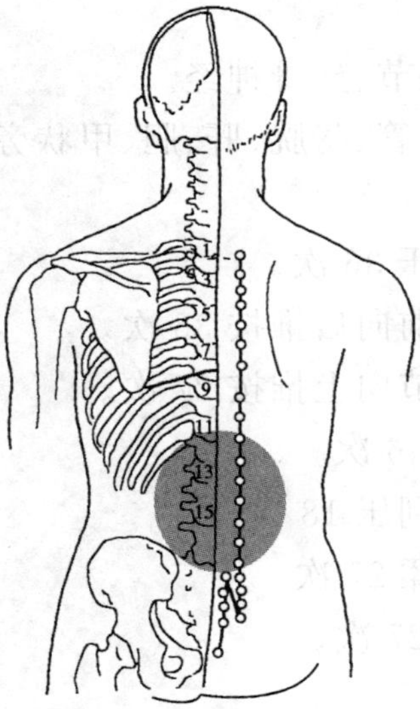

【脊柱反射区(点)】

腰椎两侧敏感点。

【脊柱按摩方法】

请家人或同伴用手指按压腰椎两侧敏感点。按压分为点压和旋揉(顺旋和逆旋)。按压"轻"、"重"要适度,以舒适为宜,禁用重刺激。按压时间因人、因病而异。按图找到反射部位,同时还要以按压时感觉敏感为准。如果自己按压,可找一棵有疙瘩的树,或家中墙上装一个突出物,背靠在上面,寻找敏感部位按压。

18. 膝关节痛

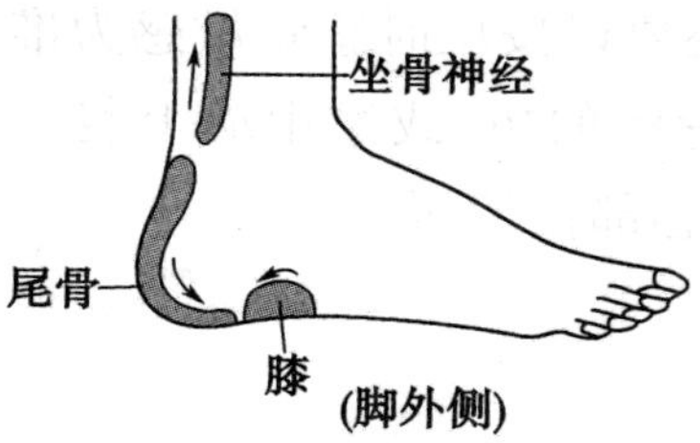

【脚反射区(点)】

主区(点):膝、坐骨神经。

辅助区(点):尾骨。

【脚按摩方法】

膝:脚外侧沿着反射区的半月形向脚跟方向深按36次。

坐骨神经:由踝关节向上推按36次。

尾骨:脚外侧向脚趾方向压推27次。

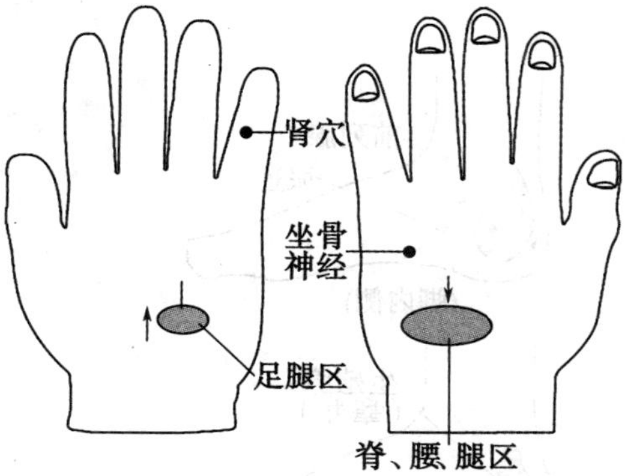

【手反射区(点)】

主区(点):脊、腰、腿区。

辅助区(点):脚腿区、坐骨神经、肾穴。

【手按摩方法】

背、腰、腿区:沿反射区向手腕方向按压36次。

坐骨神经:定点按揉27次。

脚腿区:向指尖方向压推18次。

肾穴:定点按揉27次。

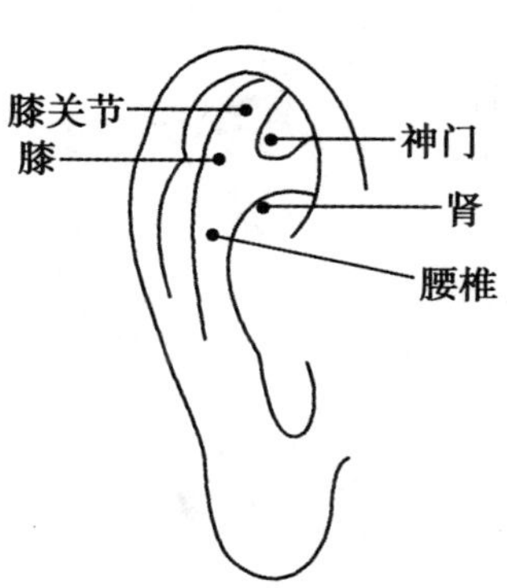

【耳反射区(点)】

主穴:膝、膝关节、肾(重压)。

辅穴:神门、腰椎。

【耳按摩方法】

将菜籽、王不留行籽等小颗粒按压在穴位上,用胶布固定。左右耳交替,2～3天换一次。主穴可用大一点的颗粒,必要时可捻压颗粒以加强刺激。

自我按摩取穴后,用大拇指和食指对压该穴。每穴按压约30秒钟,各穴轮换,可重复2～3遍,每天按压、捻动2次。主穴力度可强些,辅穴因病情而定。慢性病人可长期按压,至病愈为止。

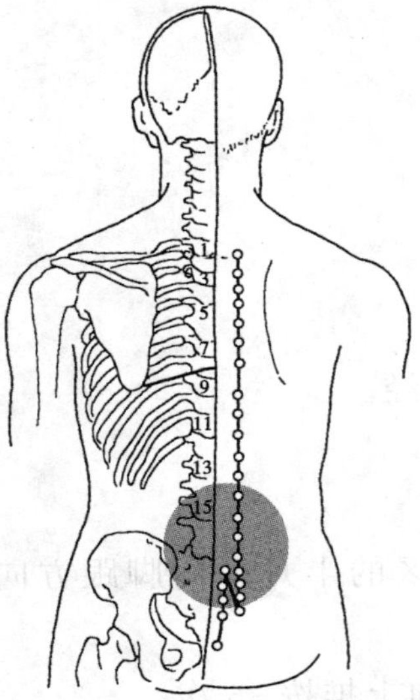

【脊柱反射区(点)】

腰椎两侧和骶部敏感点。

【脊柱按摩方法】

请家人或同伴用手指按压腰椎两侧和骶部敏感点。按压分为点压和旋揉(顺旋和逆旋)。按压“轻”、“重”要适度,以舒适为宜,禁用重刺激。按压时间因人、因病而异。按图找到反射部位,同时还要以按压时感觉敏感为准。如果自己按压,可找一棵有疙瘩的树,或家中墙上装一个突出物,背靠在上面,寻找敏感部位按压。

19. 前列腺炎

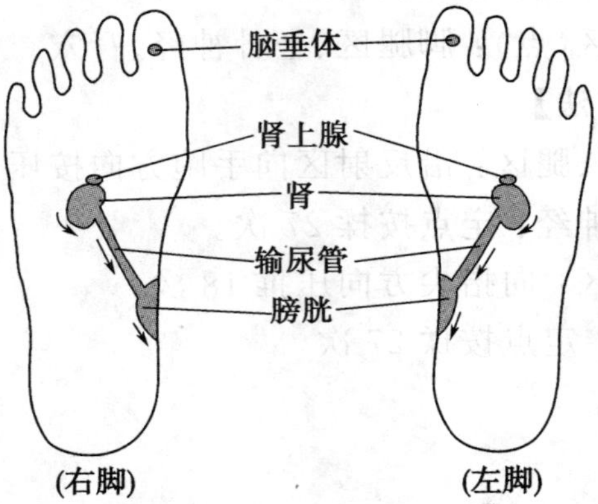

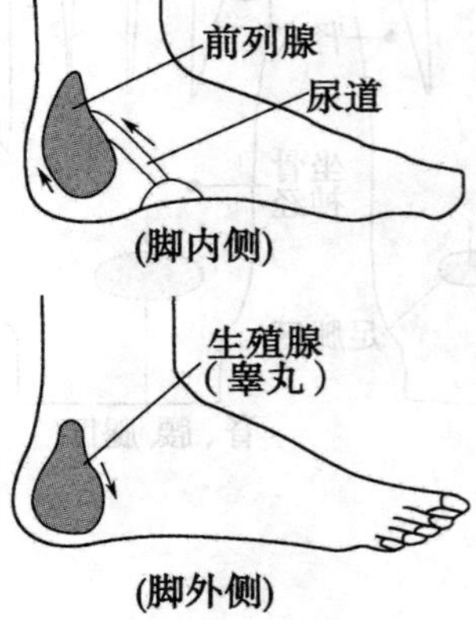

【脚反射区(点)】

主区(点):前列腺。

辅助区(点):肾、输尿管、膀胱、肾上腺、尿道、生殖腺、脑垂体。

【脚按摩方法】

前列腺:脚跟内侧向上方压推 36 次。

脑垂体:定点深按 27 次。

肾:向脚跟方向深按 36 次。

输尿管:向脚跟方向刮压 18 次。

膀胱:向脚跟方向按揉 27 次。

肾上腺:定点按压 27 次。

尿道:沿反射区斜向上按摩 27 次。

生殖腺:自脚外踝向脚底压刮 27 次。

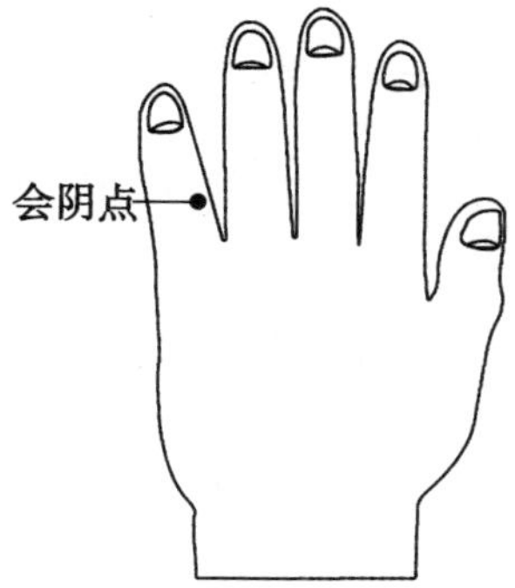

【手反射区(点)与按摩方法】

会阴点：定点按摩 36 次。

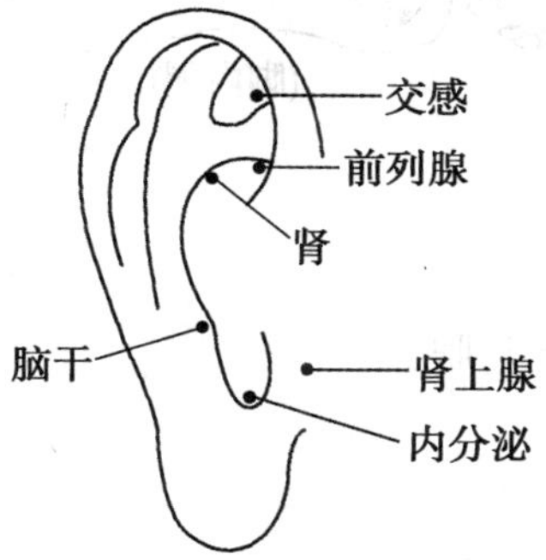

【耳反射区(点)】

主穴：前列腺、肾、内分泌。

辅穴：交感、肾上腺、脑干。

【耳按摩方法】

将菜籽、王不留行籽等小颗粒按压在穴位上，用胶布固定上。左右耳交替，2～3 天换一次。主穴可用大一点的颗粒，必要时可捻压颗粒以加强刺激。

自我按摩取穴后，用大拇指和食指对压该穴。每穴按压约 30 秒钟，各穴轮换，可重复 2～3 遍，每天按压、捻动 2 次。主穴力度可强些，辅穴因病情而定。慢性病病人可长期按压，至病愈为止。

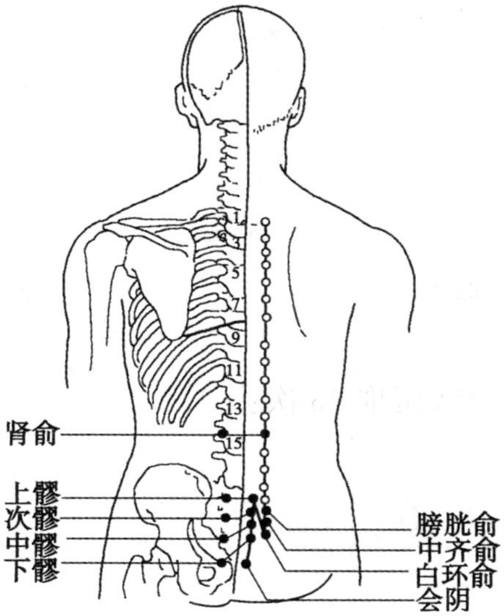

【脊柱反射区(点)】

肾俞、腰骶部。

【脊柱按摩方法】

请家人或同伴用手指按压肾俞、腰骶部敏感点。按压分为点压和旋揉(顺旋和逆旋)。按压“轻”、“重”要适度，以舒适为宜，禁用重刺激。按压时间因人、因病而异。按图找到反射部位，同时还要以按压时感觉敏感为准。如果自己按压，可找一棵有疙瘩的树，或家中墙上装一个突出物，背靠在上面，寻找敏感部位按压。也可自己拍打腰骶部。

20. 月经不调

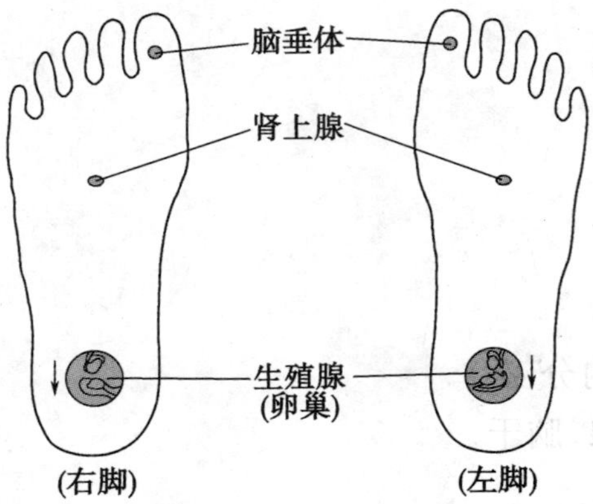

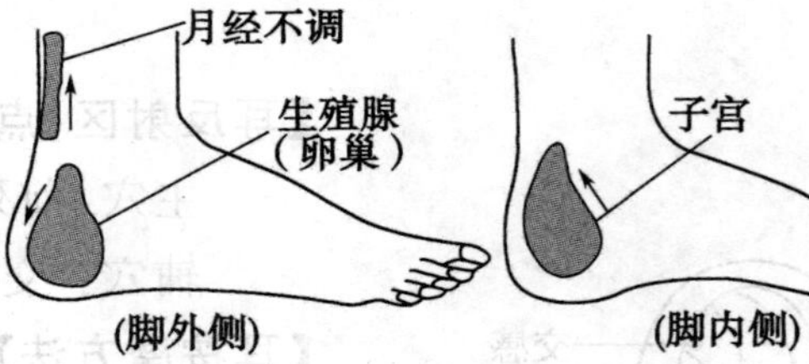

【脚反射区(点)】

主区(点):子宫、月经不调。

辅助区(点):脑垂体、生殖腺(脚底)、生殖腺(脚外踝下方)、肾上腺。

【脚按摩方法】

子宫:脚后跟内侧向上方压推 36 次。

月经不调:脚踝骨后方向上推压 36 次。

脑垂体:定点深按 27 次。

生殖腺(脚外踝下方):双脚外踝向脚底压推 27 次。

肾上腺:定点深按 27 次。

生殖腺(足底):向脚跟方向深按 36 次。

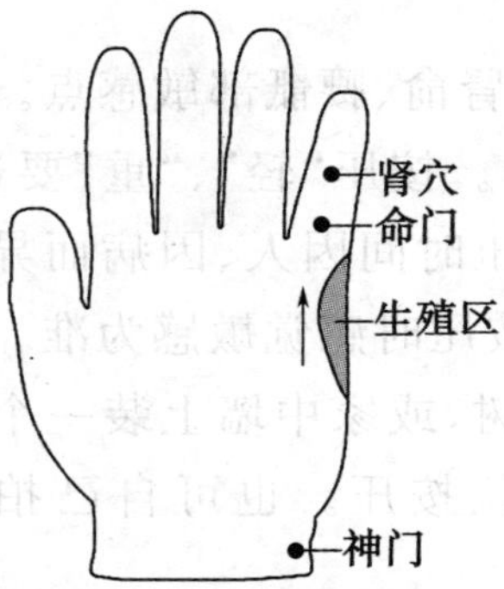

【手反射区(点)】

主区(点):生殖区。

辅助区(点):肾穴、命门、神门。

【手按摩方法】

生殖区:向手掌外侧沿反射区压推 36 次。

肾穴:定点按揉 27 次。

命门:定点按揉 18 次。

神门:定点按揉 9 次。

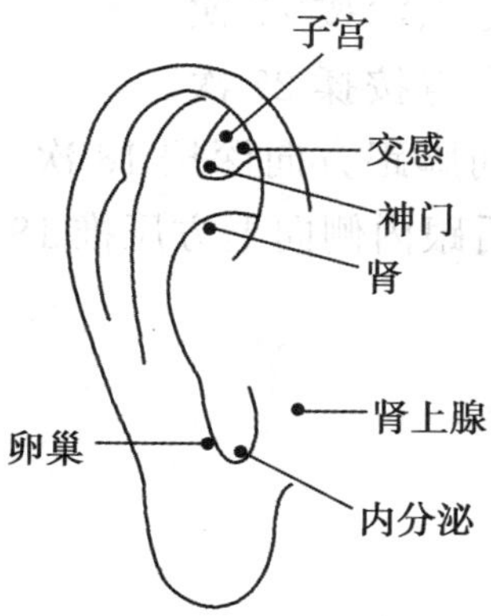

【耳反射区(点)】

主穴：卵巢、子宫、内分泌。

辅穴：神门、肾、交感、肾上腺。

【耳按摩方法】

将菜籽、王不留行籽等小颗粒按压在穴位上，用胶布固定。左右耳交替，2～3 天换一次。主穴可用大一点的颗粒，必要时可捻压颗粒以加强刺激。

自我按摩取穴后，用大拇指和食指对压该穴。每穴按压约 30 秒钟，各穴轮换，可重复 2～3 遍，每天按压、捻动 2 次。主穴力度可强些，辅穴因病状而定。慢性病病人可长期按压至病愈为止。

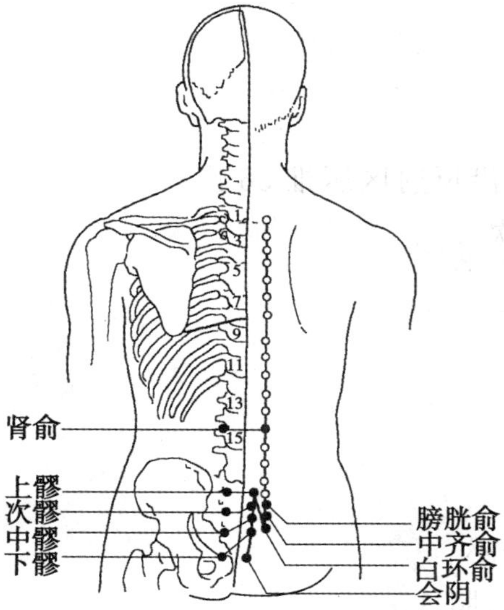

【脊柱反射区(点)】

肾俞、上髎、次髎、中髎、下髎、气海俞、白环俞。

【脊柱按摩方法】

请家人或同伴用手指按压肾俞和腰骶部敏感点。按压分为点压和旋揉(顺旋和逆旋)。按压“轻”、“重”要适度，以舒适为宜，禁用重刺激。按压时间因人、因病而异。按图找到反射部位，同时还要以按压时感觉敏感为准。如果自己按压，可找一棵有疙瘩的树，或家中墙上装一个突出物，背靠在上面，寻找敏感部位按压。也可自己拍打腰骶部。

21. 乳房小叶增生

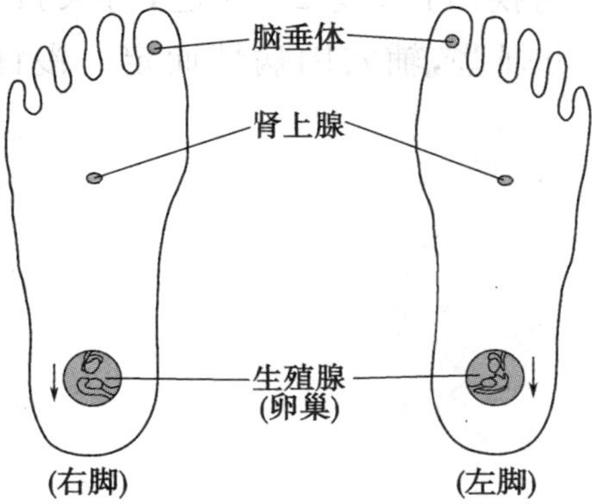

【脚反射区(点)】

主区(点)：胸部、乳房。

辅助区(点)：脑垂体、肾上腺、生殖腺、子宫。

【脚按摩方法】

胸部、乳房：由脚趾向脚背方向推按 36 次。

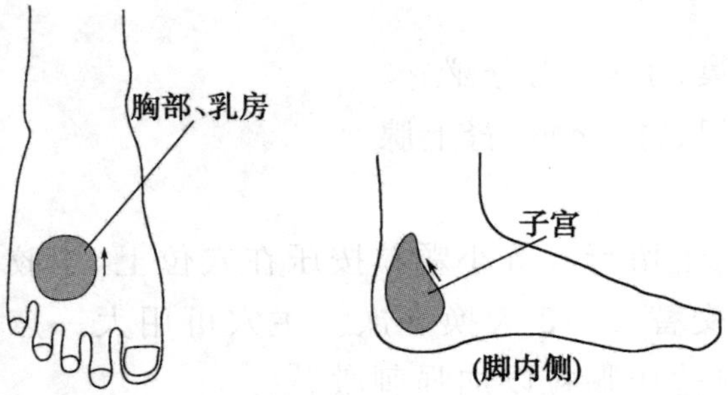

脑垂体：定点深按 27 次。

肾上腺：定点按揉 27 次。

生殖腺：向脚跟方向深按 18 次。

子宫：脚后跟内侧向上方压推 18 次。

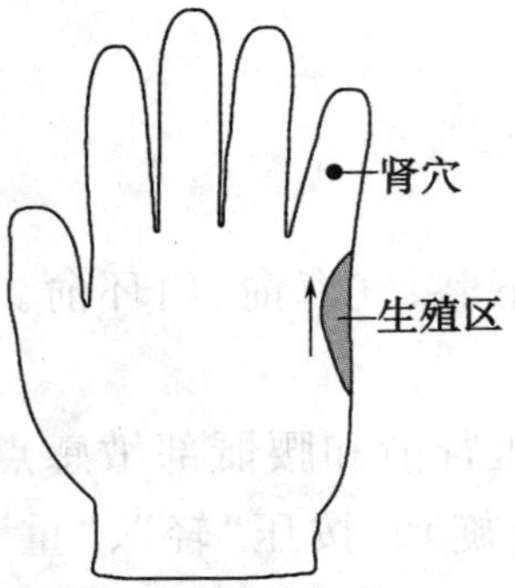

【手反射区(点)】

主区(点)：生殖区。

辅助区(点)：肾穴。

【手按摩方法】

生殖区：向手掌外侧沿反射区压推 36 次。

肾穴：定点按揉 27 次。

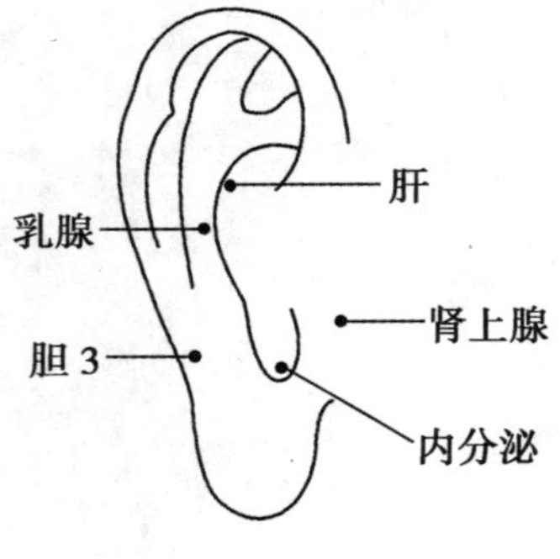

【耳反射区(点)】

主穴：乳腺、内分泌。

辅穴：肾上腺、肝、胆 3。

【耳按摩方法】

将菜籽、王不留行籽等小颗粒按压在穴位上，用胶布固定。左右耳交替，2～3 天换一次。主穴可用大一点的颗粒，必要时可捻压颗粒以加强刺激。

自我按摩取穴后，用大拇指和食指对压该穴。每穴按压约 30 秒钟，各穴轮换，可重复 2～3 遍，每天按压、捻动 2 次。主穴力度可强些，辅穴因病情而定。慢性病病人可长期按压。

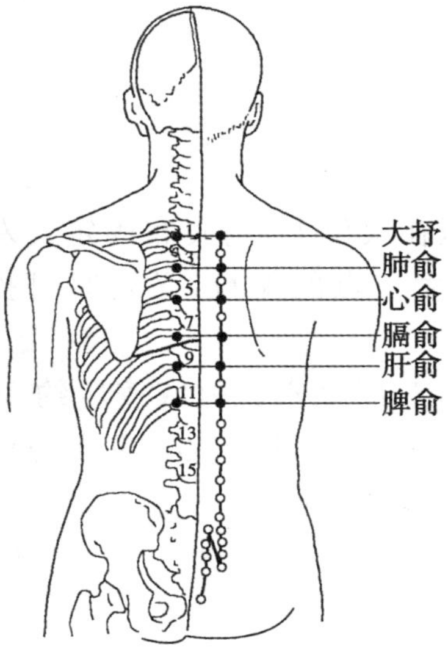

【脊柱反射区(点)】

大抒、肺俞、心俞、肝俞、脾俞。

【脊柱按摩方法】

请家人或同伴用手指按压相应穴位上。按压分为点压和旋揉(顺旋和逆旋)。按压“轻”、“重”要适度,以舒适为宜,禁用重刺激。按压时间因人、因病而异。按图找到反射部位,同时还要以按压时感觉敏感为准。如果自己按压,可找一棵有疙瘩的树,或家中墙上装一个突出物,背靠在上面,寻找敏感部位按压。

22. 更年期综合征

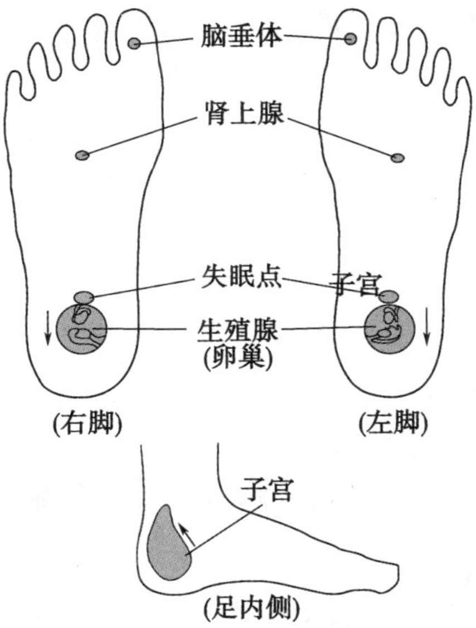

【脚反射区(点)】

主区(点):脑垂体、生殖腺。

辅助区(点):肾上腺、失眠点、子宫。

【脚按摩方法】

脑垂体:定点深按 36 次。

生殖腺:向脚跟方向深按 27 次。

肾上腺:定点按揉 27 次。

失眠点:定点深按 27 次。

子宫:脚后跟内侧向上方压推 18 次。

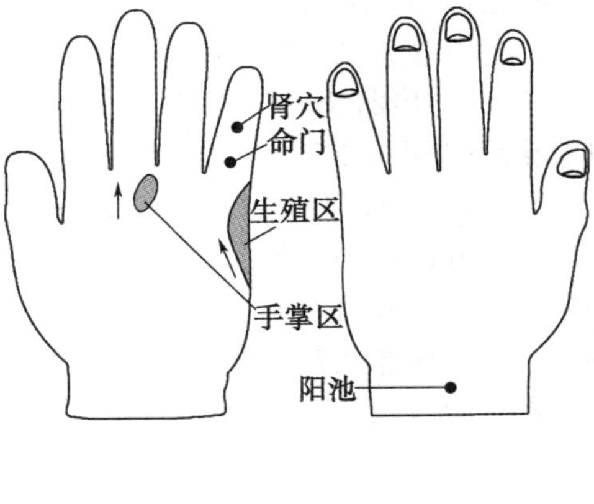

【手反射区(点)】

主区(点):手掌区、生殖区。

辅助区(点):肾穴、命门、阳池。

【手按摩方法】

手掌区:向中指方向按压 36 次。

生殖区:向手掌外侧沿反射区压推 27 次。

肾穴:定点按摩 27 次。

命门:定点按摩 18 次。

阳池:定点按摩 27 次。

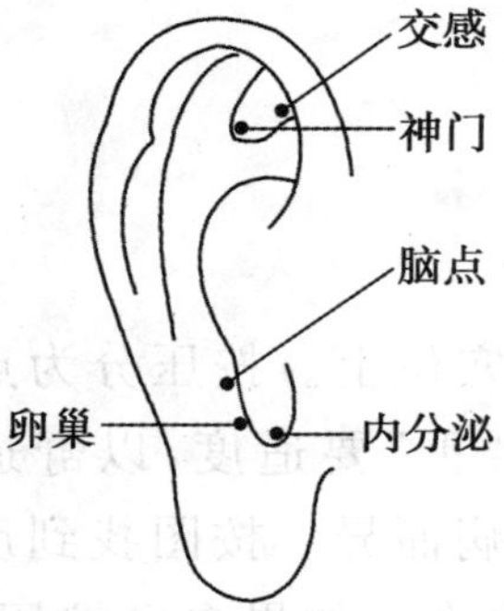

【耳反射区(点)】

主穴：卵巢、内分泌。

辅穴：神门、交感、脑点。

【耳按摩方法】

将菜籽、王不留行籽等小颗粒按压在穴位上，用胶布固定。左右耳交替，2～3 天换一次。主穴可用大一点的颗粒，必要时可捻压颗粒以加强刺激。

自我按摩取穴后，用大拇指和食指对压该穴。每穴按压约 30 秒钟，各穴轮换，可重复 2～3 遍，每天按压、捻动 2 次。主穴力度可强些，辅穴因病情而定。坚持按摩至病愈为止。

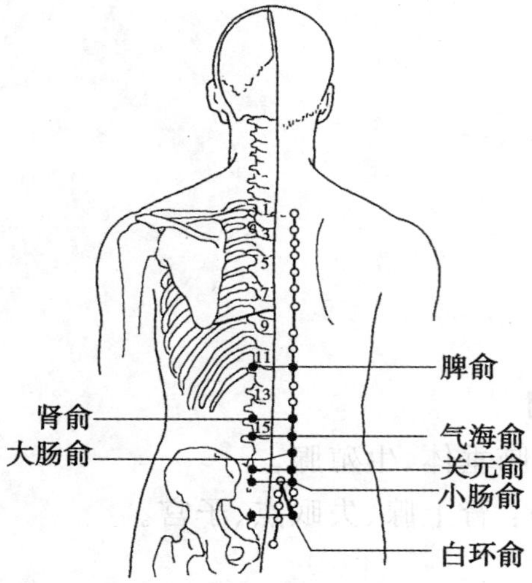

【脊柱反射区(点)】

肾俞、大肠俞、脾俞、气海俞、关元俞、小肠俞、白环俞

【脊柱按摩方法】

请家人或同伴用手指按压相应穴位。按压分为点压和旋揉(顺旋和逆旋)。按压“轻”、“重”要适度，以舒适为宜，禁用重刺激。按压时间因人、因病而异。按图找到反射部位，同时还要以按压时感觉敏感为准。如果自己按压，可找一棵有疙瘩的树，或家中墙上装一个突出物，背靠在上面，寻找敏感部位按压。

23. 肥　　胖

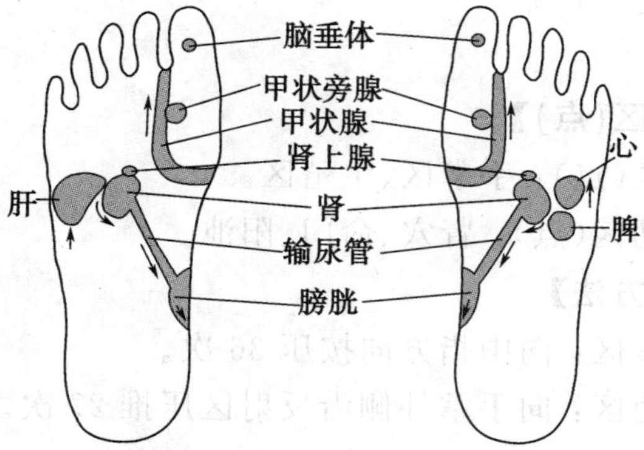

(右脚)　(左脚)

【脚反射区(点)】

主区(点)：甲状腺、脑垂体

辅助区(点)：甲状旁腺、肾上腺、肾、输尿管、膀胱、心、肝、脾。

【脚按摩方法】

甲状腺：向脚趾端方向压推 36 次。

脑垂体：定点深按 36 次。

甲状旁腺：定点按压 27 次。

肾上腺：定点按压 27 次。

肾：向脚跟方向深按 27 次。

输尿管：向脚跟方向刮压 18 次。

膀胱：向脚跟方向按揉 27 次。

心：向脚趾方向推压 18 次。

肝：向脚趾方向压推 27 次。

脾：定点深按 18 次。

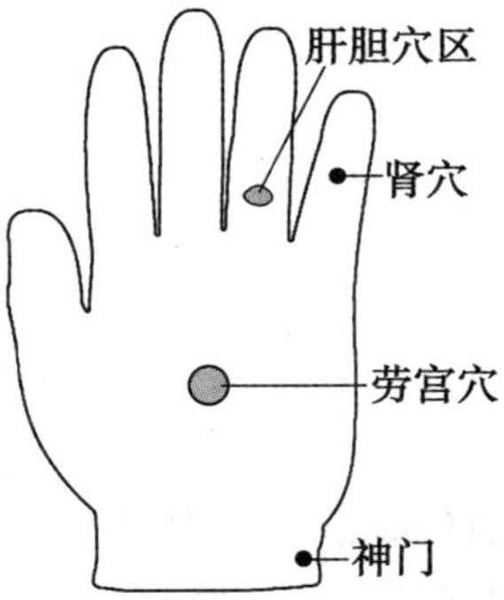

【手反射区(点)】

主区(点):劳宫穴。

辅助区(点):肾穴、神门、肝胆穴区。

【手按摩方法】

劳宫穴:定点按压 36 次。

肾穴:定点按揉 27 次。

神门:定点按揉 18 次。

肝胆穴区:定点按揉 18 次。

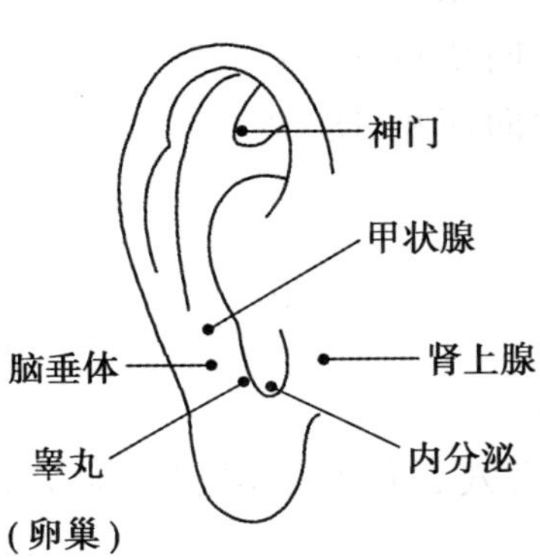

【耳反射区(点)】

主穴:甲状腺、内分泌、脑垂体

辅穴:卵巢(女)、睾丸(男)、肾上腺、神门

【耳按摩方法】

将菜籽、王不留行籽等小颗粒按压在穴位上,用胶布固定。左右耳交替,2~3 天换一次。主穴可用大一点的颗粒,必要时可捻压颗粒以加强刺激。

自我按摩取穴后,用大拇指和食指对压该穴,每穴按压约 30 秒钟,各穴轮换,可重复 2~3 遍,每天按压、捻动 2 次。主穴力度可强些,辅穴因病状而定。10 次为一疗程,间歇一周后重复 3~4 个疗程即可。

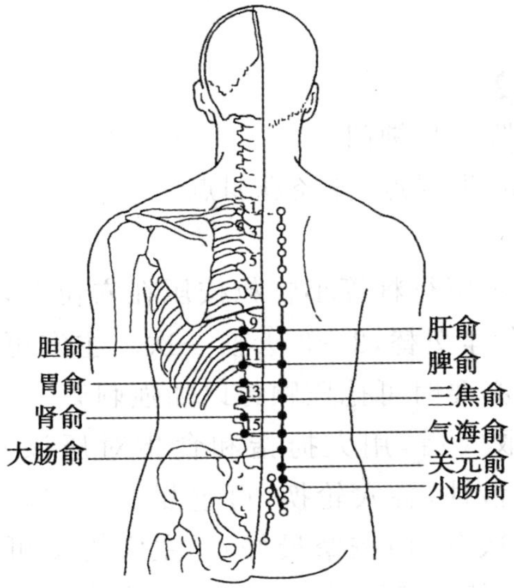

【脊柱反射区(点)】

肝俞、胆俞、脾俞、胃俞、肾俞、大肠俞、肝俞、三焦俞、气海俞、关元俞、小肠俞。

【脊柱按摩方法】

请家人或同伴用手指按压相应穴位。按压分为点压和旋揉(顺旋和逆旋)。按压"轻"、"重"要适度,以舒适为宜,禁用重刺激。按压时间因人、因病而异。按图找到反射部位,同时还要以按压时感觉敏感为准。如果自己按压,可找一棵有疙瘩的树,或家中墙上装一个突出物,背靠在上面,寻找敏感部位按压。

24. 失　眠

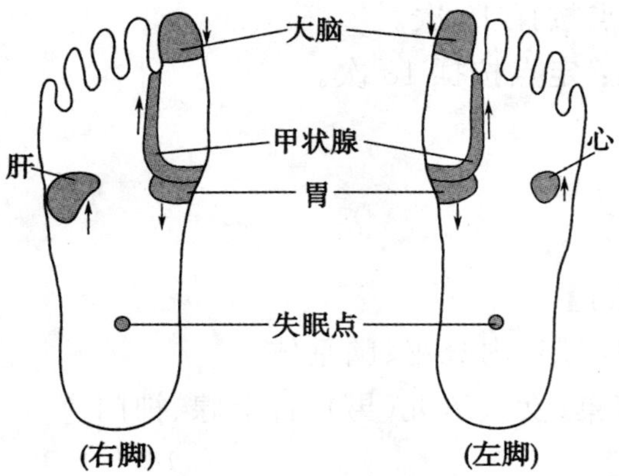

【脚反射区(点)】

主区(点)：大脑(头部)、失眠点

辅助区(点)：甲状腺、胃、肝、心

【脚按摩方法】

大脑：由踇趾尖向趾根部压刮 36 次。

失眠点：定点深按 36 次。

甲状腺：向趾端方向压推 27 次。

胃：向脚跟方向按摩 18 次。

肝：向脚趾方向压推 27 次。

心：向脚趾方向压推 18 次。

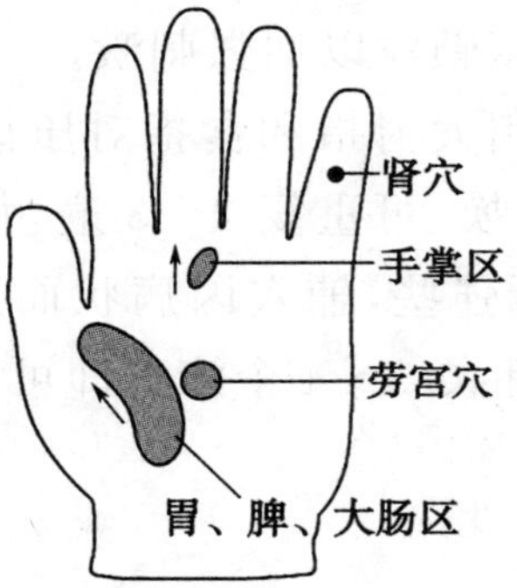

【手反射区(点)】

主区(点)：手掌区。

辅助区(点)：劳宫穴、胃、脾、大肠区、肾穴。

【手按摩方法】

手掌区：向中指方向压推 36 次。

劳宫穴：定点按揉 27 次。

胃、脾、大肠区：沿反射区压推 18 次。

肾穴：定点按摩 9 次。

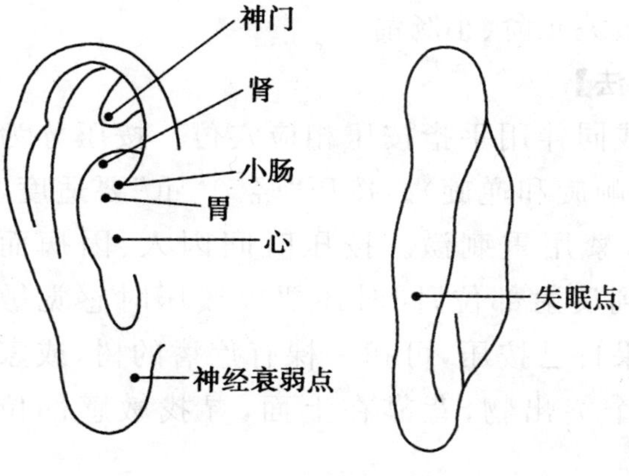

【耳反射区(点)】

主穴：心、肾、胃、神门。

辅穴：小肠、失眠点、神经衰弱点。

【耳按摩方法】

将菜籽、王不留行籽等小颗粒按压在穴位上，用胶布固定。左右耳交替，2～3 天换一次。主穴可用大一点的颗粒，必要时可捻压颗粒以加强刺激。

自我按摩取穴后，用大拇指和食指对压该穴。每穴按压约 30 秒钟，各穴轮换，可重复 2～3 遍，每天按压、捻动 2 次(睡前按摩最好)。主穴力度可强些，辅穴因病状而定。睡前按压，至病愈为止。

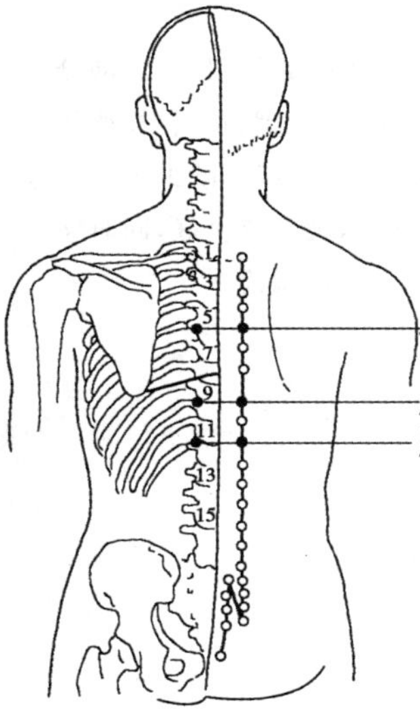

【脊柱反射区(点)】

心俞、肝俞、脾俞。

【脊柱按摩方法】

请家人或同伴用手指按压心俞、肝俞、脾俞。按压分为点压和旋揉(顺旋和逆旋)。按压"轻"、"重"要适度,以舒适为宜,禁用重刺激。按压时间因人、因病而异。按图找到反射部位,同时还要以按压时感觉敏感为准。如果自己按压,可找一棵有疙瘩的树,或家中墙上装一个突出物,背靠在上面,寻找敏感部位按压。

内容提要

本书分两部分，第一部分主要介绍脚、手、耳、脊柱等反射区（点）的部位及按摩这些反射区的作用，第二部分主要介绍24个常见病，按摩脚、手、耳、脊柱等反射区的部位及按摩方法。本书的特点一是将手、脚、耳、脊柱按压疗法浓缩在一起，一本书在手就相当于几本书在手；二是把病症印在图上，读者可对照病症直接操作，减少了查找的麻烦；三是把每个常见病调治的图示列出来，方便常见病患者操作；四是图谱印成大16开，视觉效果好，同时又便于携带和保存。本书内容丰富，通俗易懂，以图解的形式，便于读者掌握。本书适于各类人群阅读。

图书在版编目(CIP)数据

脚、手、耳、脊柱按摩（压）图解/朱翠莲，牛飚，喻学言等编. —南京：东南大学出版社，2009.7(2021.5 重印)
ISBN 978-7-5641-1384-1

Ⅰ. 脚… Ⅱ. ①朱…②牛…③喻… Ⅲ. 按摩疗法(中医)—图解 Ⅳ. R244.1—64

中国版本图书馆 CIP 数据核字(2008)第 141320 号

脚、手、耳、脊柱按摩（压）图解

出版发行：东南大学出版社
社　　址：南京四牌楼2号　邮编：210096
出 版 人：江建中
经　　销：全国各地新华书店
印　　刷：南京玉河印刷厂
开　　本：889mm×1194mm　1/16
印　　张：3.25(其中彩图1)
字　　数：80千字
书　　号：ISBN 978-7-5641-1384-1/R・10
版　　次：2008年9月第1版　2021年5月第9次印刷
印　　数：49001—51000册
定　　价：23.00元

本社图书若有印装质量问题，请直接与读者服务部联系。电话(传真)：025-83792328。